Ich schwamm dem Krebs davon

Beate Marquardt

Ich schwamm dem Krebs davon

Eine Heilungsgeschichte

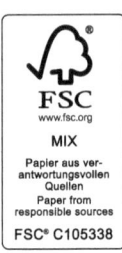

Bibliografische Information der Deutschen Nationalbibliothek:
Die Deutsche Nationalbibliothek verzeichnet diese Publikation in der
Deutschen Nationalbibliografie; detaillierte bibliografische Daten sind
im Internet über dnb.dnb.de abrufbar.

© 2019 Beate Marquardt
Satz, Umschlaggestaltung, Herstellung und Verlag:
BoD – Books on Demand, Norderstedt
ISBN 978-3-7494-7281-9

Vorwort

Ich beschreibe in diesem Bericht **meinen Weg** durch meine Lungenkrebserkrankung. Ich tue das, weil ich hoffe, dass der eine oder andere Leidensgenosse ein paar Anregungen in meinen Aufzeichnungen finden kann, die ihm den Umgang mit seiner eigenen Erkrankung erleichtern. Es ist mir wichtig, voranzustellen, dass ich **nicht** über die letztendliche Wahrheit und Weisheit verfüge. Ich bin fest davon überzeugt, dass jeder Kranke am Ende seinen eigenen Weg hindurch finden und dann gehen muss. Aber manchmal kann man sich ein wenig bei anderen abschauen …

Ursprünglich hatte ich geplant einen Blog zu schreiben, den ich vorab fertigstellen wollte, damit ich beim Einstellen ins Internet nicht in Zeitschwierigkeiten kommen würde. Dann wurde das Ganze immer länger und länger. Eines Tages war klar, dass meine Aufzeichnungen für einen Blog gar nicht mehr geeignet sein würden. Aber aus diesem Grund gibt es jetzt keine Kapitel und ich habe mich entschieden, die Daten meiner „Schreibtage" sozusagen als Überschriften stehen zu lassen.

31.3.2017

Im Herbst 2011 hörte ich mit dem Rauchen auf. Ich war eine starke Raucherin gewesen und deshalb wunderte es mich zunächst nicht, dass ich weiterhin heftig hustete. Ich dachte immer: „Das ist nur logisch – der Dreck muss raus!" Als es aber nach Monaten nicht besser wurde, fand ich das langsam sehr seltsam. Gleichzeitig hatte ich entsetzliches Aufstoßen, so dass ich im Februar 2012 einen Arzt aufsuchte. Es wurde eine Magenspiegelung gemacht: ohne gravierenden Befund. Heliobacter Pylori wurde festgestellt, ich bekam Antibiotika, H. P. war weg. Mein Blutbild war ausgezeichnet, also schickte mich der Arzt als gesund nach Hause. Ich war natürlich nur erleichtert – und habe mein Gefühl, dass etwas überhaupt nicht stimmt, erst einmal beiseitegeschoben. Wenn der Doktor doch gesagt hat, dass da nichts ist, kann da auch nichts sein …

Im Laufe des Sommers wurde der Husten immer schlimmer. Mitte August sah ich dann in einer Meditation meinen verstorbenen Vater, der sagte, ich müsse jetzt zum Arzt. Das war so außergewöhnlich, dass ich innerlich wusste, dass es höchste Zeit war. Mein Hausarzt war im Urlaub – und das war mein Glück! Seine Vertretung schickte mich sofort zum Röntgen, wo man einen großen Tumor im linken oberen Lungenlappen feststellte. Ich war restlos geschockt. Konnte es gar nicht wirklich fassen. Schaltete aber dann schnell auf „Funktionsmodus", denn man sagte mir, dass ich keine Zeit zu verlieren hätte.

7

Danach ging alles ganz schnell. Noch am gleichen Morgen ließ ich ein CT machen. Der Röntgenarzt war sich sicher, dass es Krebs sei, und sagte, wenn ich mich sofort in Behandlung begäbe, hätte ich gute Chancen zur Heilung.

Zurück bei der Urlaubsvertretungsärztin ließ diese sofort einen Termin beim (wie ich inzwischen weiß) besten ortsansässigen Lungenfacharzt vereinbaren, der aber leider erst nach dem Wochenende stattfinden konnte, da der Arzt freitags zu einer Fortbildung war.

So hatte ich ein Wochenende, um mich mit dem Gedanken auseinanderzusetzen, dass ich jetzt Lungenkrebs hatte. Auch wenn noch keine Biopsie gemacht worden war, wusste ich das innerlich zu diesem Zeitpunkt schon. Zunächst lähmte mich das völlig. Ich versuchte herauszufinden, wie sich der Gedanke anfühlte, vielleicht bald zu sterben. Zu diesem Zeitpunkt war ich zwar bereits in Rente, hatte aber eine fast 90-jährige Mutter, die mich so in Anspruch nahm, dass ich das Gefühl hatte, im Grunde kein wirklich eigenes Leben zu haben. Ein Leben lang hatte ich immer hart gearbeitet, von meiner Rentenzeit noch gar nichts gehabt und jetzt sollte alles vorbei sein? Ich konnte es nicht fassen.

Ich bin Therapeutin und habe ein Leben lang an mir gearbeitet. Nachdem ich den ersten Schock überwunden hatte, tat ich genau das auch jetzt. Ich machte mehrere Gestaltarbeiten mit oder zu diesem Tumor, der da in mir entstanden war, und musste feststellen: Ich hatte mich selbst verloren! Ich hatte mich aufgegeben. Mein Tumor saß unweit meines Herzens und auch das, fand ich, hatte eine Bedeutung: Mein Mangel an Selbstliebe hatte sich manifestiert!

Die letzten Zeilen habe ich zum Anlass genommen, die vielen Seiten zu lesen, die ich zu jener Zeit in mein Tagebuch geschrieben habe. Hauptsächlich habe ich mir selbst Rechenschaft darüber abgelegt, inwiefern ich mich selbst verleugnet hatte und ab welchem Zeitpunkt ich mein Herz verschlossen hatte, weil ich keine weiteren Verletzungen erleben wollte.

Unter dem Datum vom 12.8.2012 fand ich folgenden Eintrag: „Bin jetzt im Wohnzimmer in meinen üblichen Kreisen herumgelaufen und habe mich gefragt, was mir die Luft abdrückt. Dabei kam mir das Wort ‚Trauerkloß' in den Kopf. In meiner Brust sitzt ein Trauerkloß, der symbolisiert, wie entsetzlich traurig ich darüber bin, dass ich es zugelassen habe, dass mir die Luft abgeschnürt wird. Meine Trauer darüber, dass ich immer und immer wieder die ‚liebe Tochter' spiele (da muss ich jetzt erst mal weinen), die ich hasse zu sein. Ich habe auch meine innere Heilerin nicht wirklich groß werden lassen. Aber vor allem das Laute, Wilde, das über so eine enorme Lebenskraft verfügt, durfte nicht leben – stattdessen bin ich immer weniger geworden."

Mir hat es sehr geholfen, mir meine Krankheit auf allen nur möglichen Ebenen anzusehen. Ich habe auch Texte wie die von Rüdiger Dahlke in „Krankheit als Symbol" genau studiert. Ich habe mir meine Todessehnsucht angeschaut, meinen Überdruss, was meinen ewigen Lebenskampf angeht. Denn leicht war mein Leben nie gewesen. Es hatte immer irgendeine Problematik gegeben.

Kurz nach dem obigen Text habe ich wohl eine Pause eingelegt und dann eine erneute Arbeit gemacht, bei der ich meinen Krebs als meinen Dämon betrachtet habe, der nur eines anstrebte: meine vollkommene Vernichtung! An Ende der Beschreibung dieser Arbeit aber finde ich die Sätze: „Und dann habe ich mich für mein Leben entschieden! Ich glaube, das muss ich nun in der nächsten Zeit immer wieder tun. Mich für mich selbst entscheiden. Für die Kraft in mir. Für die Heilerin in mir, für die Liebende in mir."

Die **Macht der Entscheidung** – man sollte sie so hoch würdigen, wie es nur irgend geht. Ich habe im Laufe meiner Erfahrungen mit Entscheidungen während meiner Krankheit gelernt, dass ich auch das üben konnte. Ich habe mich viel mit den Lehren und Ansichten von Chuck Spezzano, einem amerikanischen Therapeuten, beschäftigt. Er hat viele Male gesagt, dass eine Entscheidung eine Sache von Sekunden ist, dass es darauf ankommt, dass man in der Lage ist, in einem einzigen Moment seine gesamte Energie auf diese eine Entscheidung zu konzentrieren, die man fällen will. Und so ist es – meiner bisherigen Erfahrung nach. Über Entscheidungen werde ich im Verlauf dieses Textes mit Sicherheit an anderer Stelle erneut schreiben.

Im Zusammenhang mit Krebs glaube ich, dass viele Menschen einfach aufgeben, wenn sie diese Diagnose hören. Oder total gelähmt sind und keinen klaren Gedanken mehr fassen können. Es war mein Glück, dass ich das nicht getan habe. Ich habe mir sehr schnell gesagt: Da musst du jetzt durch! Du hast dir die Suppe eingebrockt und nun musst du sie auslöffeln. Ich möchte unterstreichen, dass das meine persönliche Sichtweise ist und keine Allgemeingültigkeit hat. Ich schreibe es hier nur auf, weil dies mir geholfen hat.

Gleichzeitig habe ich versucht zu sehen, dass ich irgendwie immer Hilfe bekam. Das begann mit Dr. S., meinem Lungenfacharzt, zu dem ich sofort einen Draht hatte und er wohl auch zu mir. Na ja, anders geht es meiner Ansicht nach auch nicht, wenn die Zusammenarbeit erfolgreich sein soll. Er machte sich größte Sorgen wegen der Größe des Tumors, führte nach wenigen Tagen eine Bronchoskopie durch, die seine Diagnose bestätigte: Ich hatte ein Plattenepithelkarzinom.

Nächster Schritt war ein PET-CT in der Kerckhoff-Klinik in Bad Nauheim. Dort war eine liebenswürdige Betreuerin, die selbst mit einer Krankheit kämpfte und zu mir sagte: „Geben Sie niemals auf!" Ich habe tatsächlich später oft an sie und ihre Worte gedacht. Sie stellte auch fest, dass Dr. S. in der Eile vergessen hatte, ein MRT in Auftrag zu geben, und machte sofort einen Termin für mich noch am selben Tag.

Am Nachmittag des gleichen Tages traf ich auf einen jungen Arzt aus dem Kosovo, der mir wieder sagte, dass ich auf keinen Fall aufgeben dürfe. Weiterhin sagte er mir zu, mich am kommenden Tag sofort über die Entscheidung des Tumorboards telefonisch zu informieren. Das PET-CT zeigte nämlich, dass mein Tumor sehr groß war, ca. 8 cm, und vor allem, dass er kurz davor stand, innerlich zu zerfallen. Eile war also geboten, denn wäre das geschehen, hätte es keine Rettung mehr für mich gegeben.

Das war an einem Dienstag. Mittwochs teilte mir der junge Arzt mit, dass ich am Freitag in der Klinik erwartet wurde, damit noch einige Voruntersuchungen gemacht werden konnten. Der für mich vorgesehene Operateur war noch in Urlaub, kam sonntags zurück und erfuhr als Erstes, dass er einen riesigen Tumor operieren sollte. Man hatte mir ziemlich deutlich gemacht, dass kaum ein anderer Arzt in Deutschland es wagen würde, einen so großen Tumor noch zu operieren.

Bei unserem ersten Kontakt empfand ich Prof. B. als unangenehm, ja sogar als aggressiv. Aber er war ehrlich – und ich auch. Am Abend vor der OP kam er zu mir und fragte mich, wie ich zu der OP stünde. Ich antwortete ihm wahrheitsgemäß, dass mein Verstand wüsste, dass das im Moment die einzige Möglichkeit sei, nur meine Seele sei noch nicht hinterhergekommen. Damit konnte er umgehen. Weiterhin sagte ich ihm, dass ich dankbar sei, dass er noch einmal gekommen sei, denn am Morgen hätte ich keinen inneren Kontakt zu ihm herstellen können und das sei meines Erachtens unerlässlich, wenn ich mich ihm anvertrauen soll. Diese Sichtweise hat er bestätigt und das hat mir gutgetan.

Später allerdings kam er erneut und teilte mir mit, es könne auch sein, dass er den Tumor gar nicht mehr entfernen könnte. Er würde mich dann einfach wieder zunähen. Auf meine Frage, was in diesem Fall noch als Behandlungsmöglichkeit in Frage käme, meinte er, dass man es dann mit Bestrahlung versuchen müsse. Ich saß danach wie geplättet auf meinem Krankenhausbett und dachte: „Soll jetzt der Herrgott entscheiden. Ich weiß gar nichts mehr."

Und Gott hat am 4.9.2012 entschieden: Prof. B. fand die OP viel leichter als gedacht und war mit seinem Werk außerordentlich zufrieden. Er hatte den linken oberen Lungenlappen entfernt – ohne dass der Tumor zerstört wurde – und alle Arterien und Bronchien ohne weitere Hilfsmittel wieder zusammengenäht. Ich hatte also keine Fremdkörper in meiner Brust, wofür ich zutiefst dankbar war. Für die OP waren 7–8 Stunden angesetzt gewesen, wie viele es am Ende waren, habe ich vergessen zu fragen, weil alle so stolz und froh über den glücklichen Ausgang einer fast aussichtslosen Sache waren.

Irgendwann während der Nacht kam ich im Aufwachraum der Intensivstation wieder zu mir. Nachdem ich innerlich ganz pragmatisch erst einmal festgestellt hatte, dass ich offensichtlich noch lebte, war mein zweiter klarer Gedanke: Wie gut kannst du mit einer ¾ Lunge noch atmen? Und es ging erstaunlich gut – auch wenn man mir zu diesem Zeitpunkt natürlich zusätzlich Sauerstoff gab. Aber ich hatte eben den Eindruck, dass die Atmung gut funktionierte, und das half mir psychisch sehr.

Zur Atmung muss ich sagen, dass ich natürlich im Vergleich zu vielen anderen Lungenkrebskranken einen großen Vorteil hatte. Ich habe mein ganzes Erwachsenenleben lang Yoga gemacht und meine Atemtechnik ist dadurch natürlich ausgefeilt und stand mir in dieser Situation trotz der Nachwirkungen der Narkose zur Verfügung.

Gegen zwei Uhr morgens schritt ich zu meiner nächsten Amtshandlung. Für eine OP, während der sieben Implantate gesetzt wurden, hatte mir meine Homöopathin eine Reihe von Globuli verschrieben, zunächst zur Bekämpfung des Schmerzes, dann für die Heilung der Wunden. Bei der Implantats-OP hatten diese Globuli-Reihen so phantastisch gewirkt, dass ich keinerlei Schmerzmedikamente brauchte. Ja, ich weiß, viele sagen: „Ist alles Placebo." Aber für mich ist es anders. Ich bin bei meiner Homöopathin seit 20 Jahren immer wieder in Behandlung und habe die Erfahrung gemacht: Sie schafft es nicht, mir bei allem zu helfen – aber bei vielem! Ich hatte sie vor der OP leider nicht erreicht, nahm aber an, dass OP eben OP ist und es nicht schaden kann, die Globuli zu nehmen.

Ich durfte zur OP einen Kulturbeutel mitnehmen, in dem unter anderem meine Brille und die Globuli waren. Nun bat ich die Schwester, mir diesen zu bringen, und begann, die erste Ration Globuli zu schlucken. Das wiederholte ich stündlich und als um acht Uhr morgens Prof. M. samt Entourage an meinem Bett stand, konnte ich wahrheitsgemäß sagen, dass ich vollkommen schmerzfrei war. Er führte das zwar ausschließlich auf die Medikamentierung durch die Schmerzärztin zurück – aber ich hob meinen linken Zeigefinger und sagte: „**Und** meine Globuli!" Ich bin bis heute davon überzeugt, dass sie mir geholfen haben, denn ich weiß, dass ich in den kommenden Tagen im Vergleich zu anderen Patienten nur eine sehr geringe Menge Morphin erhielt.

Ich habe lange überlegt, ob ich die Globuli-Reihe hier aufschreibe. Aber es ist so, dass Frau Dr. L. einen eigenen Weg hat, denn sie ist von Haus aus Biochemikerin und hat eine Menge Ahnung von den chemischen Abläufen im Körper. Sie arbeitet – zumindest wenn ich das als Laie richtig verstanden habe – so, dass ihre Gaben sich gegenseitig bedingende Reaktionen im Körper hervorrufen. Mein Körper ist, wie schon gesagt, seit zwanzig Jahren an diese „Informationen" gewöhnt. Da ich aber, im Gegensatz zu vielen Menschen, Globuli keineswegs für harmlos halte, möchte ich hier keine Möglichkeit für „Selbstversuche" niederschreiben. Ich hätte das Gefühl, unverantwortlich zu handeln.

Als ich zurück im normalen Krankenzimmer war, begann ich darüber nachzudenken, dass ich nun also doch noch am Leben war, ja sogar eine Chance hatte, noch recht viele Jahre zu leben. Ich stellte sehr schnell fest, dass ein Teil von mir das gar nicht wollte! Denn da gab es ja noch meine fast 90-jährige Mutter, die es sozusagen als persönliche Kränkung auffasste, dass ich es gewagt hatte, krank zu werden und ihr damit nicht mehr in gewohnter Weise zur Verfügung zu stehen. Meine Mutter, viele Jahre depressiv, unzählige Krankenhaus- und Sanatoriumsaufenthalte, war ein Leben lang der festen Überzeugung, dass es ihr zustand, meine „Dienste" in Anspruch zu nehmen. Und ich hatte es sooo satt!!! So unendlich satt! Aber mein Pflichtgefühl gewann am Ende immer, zumal sie fast blind war und somit Hilfe bei allem Schriftlichen brauchte.

Andererseits sagte ich mir: „Du lebst allein und du musst auf die Beine kommen! Egal wie!" Also habe ich brav meine Atemübungen gemacht. Stand am zweiten Tag nach der OP bereits zum Essen auf, weil mir eine Schwester geraten hatte, ich solle so früh wie möglich aufstehen, um eine Lungenentzündung zu vermeiden. Wusch mir die Haare – und wanderte am dritten Tag zum ersten Mal wieder durch den Gang der Abteilung. Das hat dann wohl die Schwestern aufgescheucht, denn man schickte mir schleunigst eine Krankengymnastin hinterher, die fragte, wo ich denn hinwolle. Ich sah sie erstaunt an und sagte: „Prof. M. hat gesagt, ich solle laufen." Sie: „Aber doch nicht allein." Ich: „Das hat er nicht gesagt." Aus meiner heutigen Sicht war das die

Wirkung des Morphins. Aber natürlich auch der inneren Entscheidung, auf die Beine zu kommen.

Das Gebäude der Kerckhoff-Klinik in Bad Nauheim ist im Karree gebaut, so dass man gewissermaßen im Kreis laufen kann. Auf der Hälfte des Weges gibt es ein paar Stühle, wo die Physiotherapeutin und ich eine Pause machten. Ich atmete sehr schwer – schleppte auch noch einen Beutel mit mir, in dem sich Wundflüssigkeit sammelte, aber ich schaffte eine Runde. Die erste von vielen in den kommenden Tagen. Als sonntags meine Mutter, mein Bruder und meine Schwägerin zu Besuch kamen, holte ich sie am Aufzug ab – sehr zum Erstaunen der drei, denn die OP war ja erst am Dienstag davor gewesen.

Erstaunt waren auch die Ärzte. Prof. M, sozusagen der „oberste Abteilungsleiter", erwähnte es bei jeder Morgenvisite erneut, wie gut ich diese riesige OP weggesteckt hätte. Ich selbst war von mir ebenfalls überrascht. Denn obwohl ich auf der einen Seite nicht so recht wollte, konnte ich auch etwas fühlen wie dass mein Körper ganz offensichtlich überglücklich war, diesen Tumor losgeworden zu sein, und sozusagen zu einem „befreiten Leben" ansetzen wollte.

Dem stand meine psychische Verfassung gegenüber. Man bot mir den Besuch einer im Krankenhaus tätigen Therapeutin an, die mich sehr ermunterte, im Verhältnis zu meiner Mutter „meine Krankheit zu nutzen". Ich wusste natürlich, dass sie recht hatte, und nahm mir das auch vor – es gestaltete sich später aber leider nicht so einfach wie erhofft. Trotzdem hat es mir in jenem Moment weitergeholfen.

Eine weitere Hilfe war das Wetter. Während meines ganzen Krankenhausaufenthaltes war anhaltendes spätsommerliches Hochdruckwetter. Das hilft dem Körper und der Seele gleichermaßen. Ich erinnere mich, dass ich so circa nach einer Woche einen halben Nachmittag auf dem Balkon saß und las – und es gelang mir für zwei Stunden tatsächlich, alles um mich herum zu vergessen.

Schlimmer waren die Nächte! Zum einen, weil ich zunächst ja ausschließlich auf dem Rücken liegen konnte. Ich war in Seitenlage operiert worden. Meine OP-Narbe begann unterhalb der linken Achsel und zog sich in einem Halbkreis über den Rücken hinauf bis zum Schulterblatt. Sie war eng geklammert und man hatte mir eine Rippe durchgeschnitten. Deshalb schaffte ich es erst nach ca. einer Woche, für eine gewisse Zeit in die Seitenlage zu kommen. Außerdem kämpfte ich mit der Bettdecke, die viel zu warm für mich war. Gott sei Dank hatte ich wenigstens mein eigenes Kopfkissen dabei. Ich kann jedem nur raten, bei einem solchen großen Krankenhausaufenthalt sein eigenes Bettzeug mitzunehmen.

Ich machte also im Verlauf der neun Tage nach der OP, die ich in der Klinik verbrachte, gute Fortschritte. Sowohl körperlich als auch psychisch. Am Entlassungstag erschien dann ein Oberarzt, den ich noch nie gesehen hatte, teilte mir mit, dass sie den Tumor komplett entfernt hätten und ebenfalls alle befallenen Lymphknoten – aber es wäre natürlich eine „Nachbehandlung" nötig! Und zwar zuerst viermal Chemotherapie und danach Bestrahlungen. Ich fiel aus allen Wolken! Das war für mich ein solcher Schlag ins Gesicht, dass ich es gar nicht sagen kann! Ich war vollkommen am Boden zerstört!!! Ich war der festen Überzeugung gewesen, dass mit der OP alles geschafft sei. Ich brach in Tränen aus, was die Ärzte nicht gerne sahen. Ich würde das schon schaffen – so wie ich hier aufgestanden sei! Bla, bla, bla – das war es für mich.

Ich stieg also vollkommen geplättet in ein Taxi und ließ mich nach Hause bringen. Dort musste ich knappe zwei Wochen warten, bis ein Platz in der Reha frei wurde. In dieser Zeit fing ich wirklich an, in Richtung Depression zu gehen. Mir schwammen alle Felle davon. Monatelange Weiterbehandlung ohne ein Ende in Sicht: Ich fand es einfach nur entsetzlich!

31.5.2017

Vom 25.9.2012 bis 16.10.2012 war ich für drei Wochen in der Rehaklinik Bellevue in Bad Soden-Salmünster. Der aufnehmende Arzt dort las den Bericht des Krankenhauses, schaute mich daraufhin an und meinte: „So dürften Sie nach dieser OP eigentlich **nicht** vor mir sitzen!" Aha, dachte ich, und was soll mir das jetzt sagen? Ich bat um Erklärung und er meinte, dass ich gemessen an der Größe des Eingriffs in sehr guter Verfassung sei.

Ich sprach mit ihm darüber, dass ich zwar körperlich auf einem ganz guten Weg sei, aber psychisch leider nicht. Ich erklärte ihm, dass ich innerlich nicht damit zurecht käme, dass ich mich ein ganzes Leben darauf verlassen konnte, dass mein Körper mir meldete, wenn es ein Problem gab, und dass ich immer noch nicht verstünde, warum es beim Krebs nicht geklappt hätte. Obwohl Dr. S., mein Lungenarzt, mir ja schon erklärt hatte, dass das Problem darin bestünde, dass man den Krebs nicht fühlt.

Tatsächlich hatte ich mir in den Monaten vor der Diagnose immer wieder die Frage gestellt, ob irgendetwas nicht in Ordnung sei, ob ich zum Arzt müsse – und immer bekam ich von innen die Antwort, alles sei in Ordnung. Das erzählte ich dem Arzt in der Reha ausführlich und sein Kommentar dazu brachte es auf den Punkt. Er sagte: „Sie fühlen sich von sich selbst betrogen." Besser hätte ich es selbst auf keinen Fall ausdrücken können. Und es war ein Scheißgefühl!

Trotzdem versuchte ich auch hier wieder, das Beste aus der Situation zu machen. Ich bat um Therapiestunden, später auch um Atemtherapie und im Verlauf meines Aufenthaltes in der Bellevue-Klinik lernte ich immer mehr, ganz genau darauf zu achten, was mir guttut und was nicht. Gut tat mir vor allem Wasser. Ich hatte mir gleich beim Erstgespräch die Erlaubnis geholt, ins Schwimmbad zu dürfen, das dort bis 22 Uhr geöffnet war. Vom ersten Tag an ging ich fast jeden Abend nach dem Essen noch ins Wasser. Das Bad war ziemlich neu und abends bei gedämpftem Licht und leiser Meditationsmusik sehr angenehm. Ich fing mit Laufen an, machte aber schon am zweiten Abend ein paar Schwimmzüge und am Ende der drei Wochen schwamm ich bis zu einer halben Stunde ohne große Unterbrechung.

Ich glaube, in der Reha ist es ganz besonders wichtig, herauszufinden, was einem hilft. Bei mir waren das Tai-Chi-Übungen (die allerdings anders hießen), Klangschalenmusik, Therapiegespräche und in der zweiten und dritten Woche dann auch Wassergymnastik. Maltherapie habe ich abgelehnt, da ich seit Jahren male und es mir in der Reha aufgesetzt erschienen wäre.

Gut für mich zu sorgen – das war der wichtigste Lernprozess für mich. Ich ging z. B. gern spazieren und da das Wetter weiterhin gut war, marschierte ich bei jeder nur möglichen Gelegenheit durch den Kurpark.

In der Mitte des Aufenthaltes beschloss ich, mein Auto nachzuholen, was einfach war, da eine direkte Zugverbindung vorhanden war und die Fahrt nur eine Dreiviertelstunde dauerte. Danach machte ich auch größere Ausflüge in die Rhön und den Vogelsberg – wann immer der recht enge Zeitplan es eben zuließ. Ich nenne das „über Land fahren". Mir tut es gut in die Weite zu schauen, Wald und Wiesen auf mich wirken zu lassen. Zu sehen, dass diese Welt schön ist und es sich lohnt, dafür zu kämpfen, dass man sie noch eine Weile genießen kann.

Viel in die Natur zu gehen kann ich jedem, der mit Krebs kämpft, nur wärmstens ans Herz legen. Inzwischen gibt es ja sogar erste wissenschaftliche Untersuchungen dazu, dass Bäume eine wohltuende Wirkung auf Menschen haben, ja sogar bei längerem Aufenthalt im Wald das Immunsystem anspringt.

Am Ende der dritten Woche ging es mir besser – aber von „gut" war ich weit entfernt! Vor allem, weil ich ja zum einen wusste, dass gleich die nächste Herausforderung auf mich zukommt – nämlich die Chemotherapie –, aber zum anderen auch, weil mich immer wieder meine eigene Gedankenwelt nach unten zog. Denn soooo hatte ich mir meine Pensionszeit nicht vorgestellt. Mein Traum war gewesen, ein paar Klienten zu haben, so vier oder fünf, und von diesem Geld immer wieder mal eine schöne Reise machen zu können.

Vor allem hatte ich nicht damit gerechnet, dass meine Mutter, die wirklich mein ganzes Leben wie ein Klotz an meinem Hals gehangen hat, noch am Leben sein würde. Zu diesem Zeitpunkt war sie 88 und nach meiner Rück-

kehr stellte sich schnell heraus, dass sie nur darauf war-
tete, dass alles so schnell wie möglich wieder so werden
würde wie vor meiner Krankheit. An Klienten durfte ich
in meinem Zustand ja schon mal gar nicht denken und
so hatte ich einfach insgesamt das Gefühl, dass ich im
Grunde nur beschissene Lebensaussichten hatte.

17.7.2017

Die Wochen nach meiner Rückkehr aus der Reha nach Hause glichen einer Achterbahnfahrt. Ein Teil von mir wollte aufgeben – ein anderer kämpfte unverdrossen weiter. Wenn ich in meinem damaligen Tagebuch nachlese, stelle ich fest, dass ich immer wieder darum rang, mich für das Weiterleben zu entscheiden. Besonders als die Chemo anfing, kam natürlich eine Menge Angst hoch. Wie würde ich sie vertragen? Tatsächlich ging am Ende alles viel besser als gedacht: keinerlei Übelkeit, an Beschwerden „nur" Verstopfung und grässliches Aufstoßen. Die Luft im Magen führte dann oft zu Druck auf das Herz, was das Atmen zusätzlich erschwerte. Das war unangenehm, aber ertragbar.

Über die Chemo hatte ich mir viele Gedanken gemacht. Eigentlich wollte ich sie nicht. Der Arzt bestand aber darauf – auch wenn er mir zugeben musste, dass meine Überlebenschancen sich dadurch nur um 8 % (in Worten: acht Prozent!) erhöhten. Für mich war das gar nichts! Aber am Ende kam ich zu dem Schluss, dass ich mir im Falle eines Rezidivs Vorwürfe machen würde, wenn ich sie unterlassen hätte. Nachdem ich mich einmal dafür entschieden hatte, habe ich versucht, jede Infusion mit positiven Gedanken wie: „Ich nehme die Hilfe der Chemo dankbar an" zu begleiten. Ich war mir innerlich irgendwie sicher, dass Widerstand nur zu negativen Reaktionen führen würde.

In der Tat hatte ich während der Chemo sogar eine Menge Energie – wie ich heute weiß, durch das Cortison, mit dem man die Übelkeit verhindern wollte. Cortison löst bei mir ein Gefühl von innerer Getriebenheit aus, das mich total ruhelos werden lässt. Also beschloss ich, etwas daraus zu machen, und habe zwölf Sorten Weihnachtsplätzchen gebacken. Ich sollte ja möglichst wenig unter Leute gehen und auf diesem Weg habe ich etwas Sinnvolles getan. Ich habe sie fast alle verschenkt und eine Menge Leute haben sich sehr darüber gefreut. Heute sehe ich, dass auch das ein Versuch war, sozusagen ein „normales Leben" zu führen. Mein Motto war und ist: Gib der Krankheit so wenig Macht wie nur möglich!

Kurz nach der ersten Chemo hatte ich meinen ersten Termin bei einer sehr erfahrenen Onkologin, den mir mein Lungenarzt vermittelt hat. In der ersten Stunde gab ich ihr einen Abriss meines Lebens. Ihr wirklich perfekter Kommentar dazu war: „Nach einem emotional sehr schweren Leben lässt Sie nun auch noch Ihr Körper im Stich." **Ich** hätte es nicht so auf den Punkt bringen können, aber genau so fühlte es sich an. Dr. S.-S. ist sowohl Ärztin als auch Therapeutin und sie konnte mir daher auf psychologische und auf medizinische Fragen antworten. Das war oft extrem hilfreich und ich kann jedem Patienten nur wünschen, dass er einen solchen Beistand bekommt.

Eines Tages nach der zweiten Chemo jammerte ich etwas darüber, dass ich nun wegen der Keime nicht einmal mehr ins Schwimmbad könne. Worauf Dr. S.-S. meinte, tja, wenn ich ins Meer könnte – das wäre etwas anderes. „Es ist Dezember", sagte ich. „Aber es gibt warme Länder", meinte sie. Ich kürze ab – sie hielt einen Urlaub am Meer für eine gute Idee. Mit dieser Auskunft ging ich zu meinem Lungenfacharzt, der meinte, mein Blutbild sei so, dass er mich reisen lassen könne, vorausgesetzt, es sei dort sauber und er bekäme ein Blutbild zwischendurch.

Was dann kam, erscheint mir heute noch wie ein Wunder: Meine Bank hat eine Verbindung zu einem Telefon-Reiseportal. Dort traf ich auf eine Frau, der ich meine Situation ganz offen erklärte und die daraufhin meinte, dann sei sie jetzt mein Reiseengel! Innerhalb eines Tages hatte sie ein Angebot in der Dominikanischen Republik für zwölf Tage gefunden, das mir gefiel.

Aber plötzlich gab es ein Problem: Ich hatte keinen Pass! Hatte ich jahrelang nicht gebraucht. Ich rief das Bürgerbüro an – sie hatten bis 18 Uhr auf. Ich ins Auto, Passbilder machen lassen, 17:30 Uhr Ankunft im Bürgerbüro: dort gähnende Leere! Niemand konnte es sich erklären – aber außer mir gab es kaum einen anderen „Bürger". Innerhalb von 15 Minuten hatte ich einen Übergangspass und war für die Reise gerüstet.

Und so ging es gerade weiter. Wenn ich in meinem Tagebuch lese, was in jener Woche vor meinem Abflug alles stattfand, kann ich kaum fassen, wie ich das auf die Reihe bekommen habe. Am 9.12.2012 jedenfalls saß ich im Flieger nach Punta Cana in der Dominikanischen Republik, hatte auch am Abend vorher noch ein Upgrade bei der Condor für einen Premium-Economy-Platz bekommen – und trat drei Monate nach meiner OP die weiteste Reise meines Lebens an.

Ich schreibe das so ausführlich, weil ich jedem, der dies liest, den Mut machen will, jede noch so verrückte Idee umzusetzen. Es ist einfach gut, alles, was noch Wochen zuvor gänzlich ausgeschlossen war, **doch** wieder ins Leben zu bringen. Und vor allem neue Erfahrungen tun der Seele gut.

Im Hotel hatte ich eines dieser Kingsize-Betten, in dem ich auch gut schlief. Ich schwamm dreimal am Tag im Meer, meist zum ersten Mal bei Sonnenaufgang, was ich toll fand. Das Riff vor dem Hotel war aufgeschüttet, so dass ich wie in einem Pool überall stehen konnte, was für meine Atemsituation ideal war. Und das unglaublich riesige Buffet in diesem Dreams-Hotel, das von ausgezeichneter Qualität war, ließ das Herz einer begeisterten Esserin, wie ich es (leider) bin, höher schlagen.

Die Anlage war sehr gepflegt, es gab Palmen und Blumen ohne Ende – also habe ich das Leben richtig genossen und stundenweise vollkommen verdrängt, dass ich in Chemobehandlung war. Ich habe dort meinen 63. Geburtstag gefeiert – mit einer Menge Luftballons in Rot und Weiß, die das Hotel im Zimmer hatte verteilen lassen. Fazit: „Lebbe geht weiter!"

Leider gab es nach meiner Rückkehr gleich wieder eine Ohrfeige: Meine Mutter hatte sich zum zweiten Mal ins Krankenhaus einweisen lassen und sich dieses Mal zu allem Überdruss auch noch, ohne tatsächliche Not, operieren lassen. Sie konnte einfach nicht damit umgehen, nicht die Nummer eins zu sein. Meine Mutter war vor allem wütend auf mich, weil ich ihr eben durch meine Krankheit nicht mehr im gewohnten Maße zur Verfügung stand, und hoffte, auf diesem Wege mehr Aufmerksamkeit zu bekommen.

Heute weiß ich: Hätte ich damals den Mut gehabt, an dieser Stelle den Kontakt zu ihr abzubrechen und ihr zu sagen, dass sie nun allein für sich sorgen muss, wäre ich gar nicht ein zweites Mal erkrankt. Aber ich war eben nicht so weit. Immerhin nahm ich die Chemo als Grund, sie nicht im Krankenhaus zu besuchen. Auch nicht in der anschließenden Reha, wo das Schicksal freundlicherweise einen Keim auftauchen ließ, der es ganz ausgeschlossen machte, dass ich dort hinfuhr.

5.8.2017

Die nach dem Urlaub noch anstehenden Chemos habe
ich ebenfalls gut überstanden. Hilfreich für meine Psyche war dabei, dass ich aus unerfindlichen Gründen
meine Haare behalten durfte. Ich habe zwar von Natur
aus sehr, sehr feine Haare – aber offensichtlich mit wi-
derstandsfähigen Wurzeln.

Noch ein Hinweis bezüglich der Chemozeit für Leute,
die keine Onkologin haben: Ich konnte kein Buch lesen
in dieser Zeit. Irgendetwas klappte mit der Konzentration nicht. Als ich mit Dr. S.-S. darüber sprach, erklärte
sie mir, dass das bei den meisten Patienten so sei. Sie riet
mir, ein paar gute, reich bebilderte Magazine zu kaufen,
weil es meist möglich sei, kurze Texte zu lesen. Dieser
Rat erwies sich als sehr hilfreich.

Nachdem die vier Chemotherapiezyklen abgeschlossen
waren, wurde ein CT gemacht, bei dem zwei Lymphknoten auffällig waren. Besonders einer hinter dem Mediastinum. Das hat mich natürlich total zurückgewor-
fen!!! Ich war der festen Überzeugung gewesen, dass da
nichts mehr sei. Man sagte mir aber, dass das gar kein
Problem sei, weil diese Lymphknoten durch die Bestrahlung verschwinden würden.

Da ich eine Haut mit extremer Lichtempfindlichkeit
habe, hatte ich von Anfang an allergrößte Bedenken wegen der Bestrahlungen. In meinen Augen waren sie viel
gefährlicher als die Chemo. Doch nach dem CT-Befund

bestand der Arzt natürlich erst recht darauf, dass unter allen Umständen 28 Bestrahlungen stattfinden mussten. Und obwohl ich total dagegen anschaute, stellte ich mir erneut die Frage: „Was machst du, wenn du wieder erkrankst, weil du die Behandlung verweigert hast?"

Ich habe gerade wieder in meinem Tagebuch von damals ein Stück weitergelesen. Zum einen fällt mir da auf, dass die Belastungen durch die Behandlung für mich viel einfacher zu verkraften waren als die psychische Belastung, die von meiner Mutter ausging, die unausgesetzt meinte, Ansprüche an mich stellen zu müssen. Meine Mutter war eine Weltmeisterin in Manipulation und ich habe mich immer von Neuem vor ihren Karren spannen lassen. Ich habe beim Schreiben viele Male daran gearbeitet, dies zu ändern – aber zu diesem Zeitpunkt mit wenig Erfolg.

Unter dem Datum vom 20.2.2013 erscheint mir ein Eintrag hier erwähnenswert, denn ich hatte verdrängt, dass ich zu dieser Zeit bereits über eine ganz wichtige Information verfügte: Ich schrieb: „Was will dieser kranke Teil von mir? Habe gerade noch einmal über den Krebs im Buch ‚Krankheit als Symbol' von Rüdiger Dahlke nachgelesen, und was da hängen geblieben ist, ist das Wort ‚radikal'. Radikale Änderung." Tatsächlich denke ich, dass ich mein Leben der Entscheidung verdanke, die ich zwei Jahre später dann erst traf, nämlich den Kontakt zu meiner Mutter abzubrechen. Die Hausärztin hatte das zu diesem Zeitpunkt bereits gefordert – aber ich hatte nicht den Mut dazu. Die Pflicht war mir wichtiger als die Liebe zu mir selbst. Wer immer also von meinen Lesern

an früherer Stelle als ich zu einer radikalen Lebensänderung in der Lage ist, der tue es! Es kann lebensrettend
sein, weil die Psyche daran erkennt, dass man es wirklich
ernst meint mit der Selbstliebe.

9.8.2017

Die folgenden 28 Bestrahlungen waren insofern eine große psychische Belastung, als ich jeden Tag von Montag bis Freitag in die Strahlenklinik musste. Dort wurde ich zwangsweise mit anderen Kranken konfrontiert, war gezwungen, ob ich wollte oder nicht, Leidensgeschichten mit anzuhören und sah vor allem immer wieder Sterbende, die man noch mit diesen Bestrahlungen traktierte. Das hat mich am meisten belastet! Diese Menschen, denen ich den nahen Tod so deutlich ansehen konnte und die doch den Mut nicht aufbringen konnten, sich für das Sterben zu entscheiden. Aber das gehört natürlich auch zum Schwersten überhaupt für den Menschen.

Wenn ich in mein Tagebuch schaue, stelle ich fest, dass ich dazu wenig geschrieben habe – obwohl ich mich so lebhaft erinnere. Ich habe offensichtlich versucht, das zu verdrängen. Dafür finde ich viele Angaben dazu, was ich so alles gemacht habe, um das Elend zu übertünchen: Ich war in Ausstellungen, habe, sobald das Wetter es zuließ (wir hatten 2013 bis Ende März immer wieder Schnee), Spaziergänge gemacht, mich mit meiner Zukunft beschäftigt, war im Konzert und anderes mehr. Mit anderen Worten: Ich habe versucht, so wenig wie möglich zu fühlen, wie es mir **wirklich** ging. Wenn ich aber jetzt daran zurückdenke, fühle ich vor allem die Belastung. Trotzdem, denke ich, war es gut, mich so viel wie möglich abzulenken, anstatt sozusagen zu Hause zu sitzen und auf den Tod zu warten.

Am 21.4.2013 waren die Bestrahlungen geschafft. Man entließ mich mit sehr viel Selbstlob darüber, wie großartig die Klinik mit der bei mir schwierigen Position der Bestrahlung fertig geworden sei und wie gut auch ich das gemacht hätte. Meine Onkologin meinte, jetzt stünde eine Belohnung an, und ich buchte ein paar Tage in Nordhessen in einem Hotel mit einem großen Hallenbad. Ich dachte: Jetzt hast du es erst einmal geschafft und das normale Leben kann endlich wieder anfangen. Welch ein Aufatmen.

Knappe zwei Wochen später hatte ich eine Lungenentzündung aufgrund der Strahlenbelastung!!! Das war die größte nur denkbare Katastrophe, denn eine solche Entzündung führt zu einer Vernarbung des Gewebes und kostet daher weiteren Atem. Ich hatte Fieber (erst das fünfte Mal in meinem ganzen Leben) und war sowohl physisch als auch psychisch am Ende.

In meinem Tagebuch finde ich die Eintragung, dass ich nach Ende der Bestrahlungen keine Erleichterung empfand und mich darüber gewundert hatte. Ich hatte also eine Art Vorgefühl gehabt, dass noch etwas nachkommt. Und ich denke heute, dass ich von Anfang an innerlich wusste, dass diese Behandlung nur zu einer weiteren Katastrophe führen würde. Ich weiß nicht, wie es bei mir zu solchen Vorgefühlen kommt, habe aber die Erfahrung mit mir, dass sie meist zutreffen.

Zur Behandlung bekam ich Cortison. Dieses Mal wurde ich davon noch unruhiger als bei der Chemo. Schlafen war fast unmöglich, mein Atem kaum noch da, obwohl ich mich beständig um Atemübungen bemühte. Weiterhin verursachte das Cortison Heißhunger und im Laufe der Behandlung nahm ich erneut zu. Schon während der Bestrahlungen hatte ich 5 kg zugelegt und jetzt kamen weitere 5 dazu. Ich war verzweifelt, wusste aber auch nicht, wie ich es fertigbringen sollte, auch noch zu hungern.

Es war eine entsetzliche Zeit – schlimmer als alles zuvor. Denn diese Ohrfeige in dem Moment, in dem ich dachte, erst einmal alles hinter mir zu haben, kostete mich wirklich den letzten Rest meiner Kraft. Glaubte ich zumindest. Aber an einem gewissen Punkt kam meine Wut hoch. Wut auf diese ganze Scheiße, Wut auf die Ärzte bei der Bestrahlung, die Krankheit an sich – und das Gefühl, dass ich alles so, so, so satthatte!

Meine Erfahrung mit Wut ist, dass sie in bestimmten Situationen äußerst heilsam sein kann. Meine ist das zumindest. Gleichzeitig wusste ich natürlich, dass ich als Alleinstehende wirklich alles daransetzen musste, um wieder auf die Beine zu kommen. Egal wie! Von meiner Onkologin, die mir in dieser Zeit wirklich ganz besonders viel geholfen hat, den Mut nicht endgültig zu verlieren, wusste ich, dass sich die meisten Patienten, die so eine Strahlenbelastungspneumonie bekommen, nie wieder davon erholen und einfach im Bett liegen bleiben.

Das konnte es für mich nicht sein. Das war ganz klar. Ich hatte mich nicht durch ein Leben hindurchgekämpft, das alles andere als ein Zuckerschlecken gewesen war, um jetzt den Rest, von dem eh keiner wusste, wie lange er dauern würde, im Bett zu verbringen! Also war wieder Kampf angesagt: Atemübungen und wenigstens minutenweise auf dem Trampolin laufen. Ganz langsam gewann ich etwas mehr meines Atems zurück. Es tat mir gut, meine Fortschritte zu fühlen und zu wissen, dass ich etwas tun konnte.

Tun – ja, ich habe mein ganzes Leben lang irgend etwas „getan". Vor allem an mir selbst gearbeitet. Als Tochter einer depressiven Mutter „angesteckt" von ihrer Krankheit, hatte ich mit 24 Jahren meine erste Psychotherapie begonnen. Ich war in einer Gruppe, die nach Freudschen Prinzipien geführt wurde, was hieß, dass der Therapeut in zweieinhalb Jahren ganze zwei Sätze zu mir sagte. Ich kann heute sehen, dass ich damals (1974) eine Fehlentscheidung traf. Über die Uniklinik Heidelberg hatte man mir zunächst eine Einzeltherapie vermittelt – aber die hätte ich aus eigener Tasche bezahlen müssen und ich dachte, dass ich das nicht schaffe. Ich hatte eine Stunde bei diesem Therapeuten, der mir sofort sympathisch war. Mit ihm, das kann ich heute sehen, wäre ich anders in mein Erwachsenenleben hineingekommen. Da bin ich mir heute ganz sicher – aber ich habe es damals eben nicht besser gewusst. Schade!

Zwar bin ich in dieser Gruppe etwas vorangekommen, aber eben nur sehr begrenzt. Immerhin habe ich durch diese Arbeit meine Hobbys erweitert, begann regelmäßig Yoga und Jazztanz zu machen, unternahm ganz allgemein mehr, trennte mich von meinem damaligen Freund, der sich nicht für mich entscheiden konnte, und machte meine erste große Reise nach Kreta. Eine Insel, die mir immer Kraft gegeben hat und die ich auch heute noch einfach nur wunderschön finde.

Nachdem meine zweite große Liebe mit Anfang 30 in die Brüche gegangen war, begann ich mit dem Aquarellieren, das ich ebenso wie Yoga viele Jahre auch unterrichtet habe. Das waren meine „Krücken". Mit Ende 30 kam es zu einer riesigen Krise, weil es beruflich eine Umstellung gab, auf die ich keinen Einfluss nehmen konnte, die aber für mich katastrophal war. Meine Depressionen wurden immer schlimmer und mit Anfang 40 wurde mir klar: Ohne Hilfe komme ich hier nicht heraus! Monatelang ging ich mit dem Gedanken „Ich brauche Hilfe" durch mein Leben und eines Tages rief jemand an, der mir einen Namen nannte. Und das war der richtige Mensch für mich. Das wusste ich sofort und dieses Mal war auch klar, dass ich meine Therapie selbst bezahlen würde. Egal wie.

Edzard war tiefenpsychologischer Körpertherapeut. Diese Arbeitsweise war für mich absolut perfekt. Ich hatte zu diesem Zeitpunkt über 20 Jahre Erfahrung mit Atmung und konnte deshalb sozusagen gleich loslegen. Nach kurzer Zeit brach eine massive Wut aus mir heraus, deren Aufarbeitung drei Jahre dauerte – aber dann war ich frei von der Grunddepression. Mein Lebensmut war so sehr wiederhergestellt – oder besser zum ersten Mal voll vorhanden –, dass ich mit 43 Jahren anfing, mich als Therapeutin ausbilden zu lassen. Zunächst für ein Jahr in Gestalt, dann drei Jahre Grundausbildung in tiefenpsychologischer Körpertherapie und später Assistenz in einer Dreijahresgruppe. Insgesamt war ich also sieben Jahre neben voller Berufstätigkeit in Ausbildung. Heute frage ich mich oft, wie ich das alles geschafft habe, aber es ging. Irgendwie flogen mir Kräfte zu. Ich glaube, wenn man in seinem Leben ein Ziel hat, das mit dem eigenen Seelenkonzept übereinstimmt, wachsen einem Flügel. Und irgendwie ging es auch finanziell ganz gut, obwohl ich während der Ausbildung inklusive der Einzeltherapie pro Monat im Schnitt 800 DM dafür ausgab.

Warum habe ich das nun alles aufgeschrieben? Weil ich und auch meine Onkologin der festen Überzeugung waren, dass ich ohne diesen endlos langen Vorlauf an Arbeit an mir selbst unter meiner Krankheit zusammengebrochen wäre. So aber gab es einen Anteil, der immer nur sagte: weitermachen! Einfach weitermachen! Und das habe ich dann auch in dieser Situation getan.

Wenn ich in mein Tagebuch schaue, kam in dieser Zeit erschwerend hinzu, dass mir sehr klar war, dass die Ärzte mit meiner Wiedererkrankung, also einem Rezidiv, rechneten, weil der Tumor so groß gewesen war und 11 von 32 herausgenommenen Lymphknoten Krebszellen enthalten hatten. Immer wieder kam ich innerlich zu der Frage: Lohnt sich der Kampf überhaupt? Habe ich eine Chance – und wenn ja, welche? Meine Eintragungen sagen mir, dass ich immer wieder in Richtung „Aufgeben" unterwegs war, aber mich dann doch wieder dafür entschieden habe, den Kampf aufzunehmen.

Nicht zu vergessen, dass ich in all der Zeit auch ständig meine Mutter am Hals hatte, und die Verpflichtungen, die mit der Sorge für sie einhergingen. Meine Mutter, die von der nicht wirklich notwendigen Bauchoperation eine offene Wunde zurückbehalten hatte, die nur am Jammern war – kurz, eine unendliche zusätzliche Belastung. Zu diesem Zeitpunkt bildete ich mir allerdings noch ein, dass ich das schon alles irgendwie hinkriegen würde.

Zunächst aber fuhr ich im Juni 2013 erst einmal in meinen Kurzurlaub in das Hotel mit dem großen Schwimmbad. Ich fing mit Laufen an, am zweiten Tag versuchte ich die erste Bahn zu schwimmen. Das Becken hatte nur eine Tiefe von 1,2 m, was mir die Sicherheit gab, jederzeit stehen zu können, falls eine Panikattacke käme. In der Tat besserte sich mein Atem von Tag zu Tag merklich. Ich war morgens und abends je eine halbe Stunde im sehr warmen Wasser und das hat mir in jeder Beziehung gutgetan.

In den Wochen danach schwankte ich zwischen dem Versuch, mein Leben irgendwie in den Griff zu bekommen, und der Angst vor einer erneuten Tumorerkrankung. Auch dieses Gefühl, nicht wirklich **mein** Leben zu leben, immer noch nicht wirklich **ganz** ich selbst zu sein, hat mich total belastet. Zum einen war ich total erschöpft, zum anderen wollte ich unbedingt etwas unternehmen, wollte meine therapeutische Arbeit fortsetzen – aber auch da schien der Wurm drin zu sein. Dazwischen gab es auch gute Momente. Ich ging in Ausstellungen, besuchte Straßburg, etc.

Weiterhin habe ich es mit Affirmationen versucht. Mein Hauptsatz war: „Ich bin und bleibe gesund." Mir haben meine Sätze sehr geholfen – und tun es heute noch, auch wenn es jetzt natürlich andere sind. Für Leser, die es damit probieren wollen: Affirmationen müssen kurz, prägnant formuliert und im Präsens, also in der Gegenwart, sein. Aber vor allem müssen sie ständig wiederholt werden und sie sollten mit guten Gefühlen verbunden sein. Ich fand es immer am leichtesten, wenn ich mir vorstellte, dass ich meinen Freundinnen davon erzählte, und wie sie sich darüber freuten. Lency Spezzano nennt diese Vorgehensweise übrigens „positive lying". Man suggeriert dem Verstand, dass die Änderung, die man sich wünscht, bereits stattgefunden hat, und tut das immer wieder, bis das Gehirn bereit ist, den Zustand zu erschaffen. Es ist immer einen Versuch wert – auch wenn es natürlich keine Erfolgsgarantie gibt.

Ende Juli 2013 fand die „Verlaufskontrolle" nach der Bestrahlung und der Lungenentzündung statt. Die gute Nachricht des Arztes war, dass einer der beiden vergrößerten Lymphknoten weg und der andere stark verkleinert war. Schlimm waren allerdings die Auswirkungen der Pneumonie. Ich hatte durch sie weiterhin massiv Gewebe in der Lunge verloren: „verkalkt" nannte das der Arzt. Meine Atemleistung war zu diesem Zeitpunkt noch immer ganz schlecht, obwohl ich sehr viel schwimmen ging, denn es war ein heißer Sommer. Heute ist es deutlich besser als damals – aber eben weniger gut, als es vor der Lungenentzündung schon gewesen war.

Geholfen hat mir in jener Zeit auch, dass meine Onkologin mir erklärte, dass in der Lunge zwar keine Zellen nachwachsen, dass die Lunge aber in gesundem Zustand nicht alle ihre Zellen einsetzt. Fehlt nun ein Teil der Lunge, beginnt diese ihre brachliegenden Kapazitäten freizusetzen, so dass ich durch stetige Übung auf eine Verbesserung meiner Atemkapazität hoffen dürfe. Rückblickend kann ich sagen: Da hatte sie recht. Heute kann ich mein Leben gut bewältigen. Nur Treppensteigen für mehr als ein Stockwerk ist sehr schwierig, ebenso nach vorne gebeugt atmen, und natürlich tanzen, was ich früher sehr gerne getan habe. Aber damit kann ich leben.

Eine weitere Information, die ich meiner Onkologin verdanke, betrifft das Schwimmen. Von ihr weiß ich, dass der Atem bei dieser Sportart besonders gut trainiert wird. Gleichzeitig ist man ja im Wasser um vieles leichter, was die Sportart zusätzlich passend für einen Kranken macht. Ich persönlich schätze daran auch etwas, das ich „meditatives Schwimmen" nenne: Ich übe meine Affirmationen dabei oder mache Dankbarkeitsübungen. Hierbei zählt man sich innerlich alles auf, wofür man dankbar ist. Das kann alles sein: das Schwimmbad, die Freunde, das Haustier, der Garten, der Arzt, der eigene Lebensmut – eben alles, was einem einfällt. Wenn man diese Übung eine Weile macht, fängt es ganz von selbst an, einem besser zu gehen. Ich bin danach jedenfalls immer gut gelaunt und fühle mich irgendwie befreit. Derzeit schwimme ich übrigens pro Woche zweimal zwischen 1 000 und 1 400 m, je nach Tagesverfassung und Wassertemperatur, die leider im hiesigen Schwimmbecken sehr unterschiedlich ist. Für 1 000 m brauche ich ca. 40 Minuten, was mir viel Zeit zum Denken gibt. Manchmal zähle ich auch nur die Bahnen. Das beruhigt den Geist ebenfalls. Generell ist das Schwimmen gut für die Nerven und ich kann es jedem nur empfehlen, der eine Beziehung zum Wasser hat.

Wenn ich meine Tagebücher lese, stelle ich immer wieder fest, wie sehr mir meine Onkologin in jener Zeit geholfen hat. Im Sommer 2013 ging es z. B. viel um meine Kraft. Man sollte meinen, jeder müsste für eine große Lebenskraft dankbar sein, aber ich wurde deswegen oft angegriffen und es hat mich sehr verletzt. Heute weiß ich, dass viele Menschen mit einer Mischung aus Neid und Angst auf mich reagieren und mich, um diese unangenehmen Gefühle nicht aushalten zu müssen, angreifen. Dr. S.-S. wies mich viele Male – und ganz besonders in dieser Zeit – darauf hin, dass ich ohne diese sowohl physische als auch psychische Kraft **niemals** ohne Zusammenbruch durch meine Krankheit gekommen wäre. Und aus meiner heutigen Sicht hatte sie da vollkommen recht. Der Prozess der Anerkennung dieser Kraft als etwas Lebensspendendes, der damals begann, hat dazu geführt, dass ich im Lauf der letzten Jahre gelernt habe, mich wirklich für diese Kraft zu lieben. Wenn mir heute jemand schräg kommt, kann ich es schnell durchschauen und bei der jeweiligen Person lassen.

Nach dem CT jedenfalls buchte ich einen Flug nach Santorini, um den für 2012 geplanten Urlaub „nachzuholen". Die Zeit bis zum Abflug im September verging mir viel zu langsam. Ich wollte einfach weg – und endlich ins Meer.

Ich fasse Santorini kurz zusammen: Landschaftlich ist die Insel sehr schön und interessant. Ich war an der Ostseite bei Perissa, weil ich schwimmen wollte. Dort war es vor allem eines: laut!!! So etwas hatte ich in Griechenland noch nie erlebt. Irgendeine Strandbar oder ein Restaurant oder auch mein nächster Nachbar wollte immer beweisen, dass er tolle Musikboxen hatte: Tag und Nacht schallte Musik aus irgendeiner Ecke – für mich einfach nur grauenvoll. Meine Nachbarin war eine Australierin, die mit der Insel gar nichts anfangen konnte, zu allen unmöglichen Tages- und Nachtzeiten im Internet irgendwelche Kriegsfilme ansah und mir so die Nächte versaute. Das Studio in einer sehr kleinen Einheit (weswegen ich ja auch dachte, ich hätte dort meine Ruhe) war winzig und maßlos überteuert. Gut war die Taverne „Lava", wo man noch nach alter Landessitte an der Theke aussuchen konnte, was man will, und die preislich sehr in Ordnung war.

Das Allerschlimmste aber waren die Kreuzfahrttouristen, die täglich zu Tausenden auf der Insel einfallen und den Menschen dort wenig bringen, da die Leute ja auf dem Schiff alles haben. Fazit für mich: Santorini – einmal und nie wieder.

Habe gerade im Tagebuch über die Zeit nach Santorini nachgelesen. Da finde ich eine Eintragung über das
Thema „Lautstärke". Habe wohl mit meiner Psychoon-
kologin darüber gesprochen und so erfahren, dass alle
ihre Patienten damit ein Problem haben. Vielleicht auch
du, der du dies hier liest – alsdann: Fühle dich als Teil
einer großen Gruppe von Krebskranken.

Die Zeit nach dem Urlaub in Santorini war geprägt von
einerseits der Erleichterung, dass die kurz darauffolgende
nächste CT-Untersuchung ohne Befund war. Kein neuer
Tumor – welch ein Glück! Und trotz des Verlusts von
weiterem Gewebe durch die Lungenentzündung zeigte
der Atemtest, dass ich mehr Luft einatmen konnte als
eine gesunde Frau meines Alters. Nur der Druck beim
Ausatmen war zu schwach. Da konnte ich mit mir doch
sehr zufrieden sein.

Ganz anders sah es leider mit meiner psychischen Situation aus. Meine innere Unzufriedenheit ist im Tagebuch
ständig Thema. Die Ansprüche meiner Mutter, die der
festen Überzeugung war, ich hätte ihr sozusagen Tag und
Nacht zur Verfügung zu stehen, und die, wenn ihre Ma-
nipulationsversuche mal fehl schlugen, **mir** vorwarf, immer meinen Willen durchsetzen zu müssen. Selbst wenn
ich das heute lese, spüre ich, wie ich wieder wütend werde!

Schlimm für mich war auch, dass ich von Herzen gerne
wieder therapeutisch gearbeitet hätte. Das ist einfach

meine größte Begabung, von all den vielen, mit denen ich gesegnet bin. Ich beschloss also zu dieser Zeit, es mit Handzetteln zu versuchen. Habe die dann selbst verteilt – und wurde dabei immer frustrierter. **So** hatte ich mir das nicht vorgestellt! Es sollte doch einfach endlich mal von selbst laufen. Tat es aber nicht. Ich habe nicht eine einzige Reaktion auf diese Handzettelaktion erhalten. Aus heutiger Sicht war es aus den verschiedensten Gründen nicht angesagt: Zum einen hatte ich Angst, wieder zu erkranken und dann die Klienten im Stich lassen zu müssen, zum anderen denke ich, dass ich die Hauptlektion noch nicht gelernt hatte, nämlich mich endlich so zu lieben, wie ich eben nun mal bin.

Das zeigte sich auch darin, dass ich unbedingt abnehmen wollte. Die durch die Cortisonbehandlung „erworbenen" Kilos waren ja immer noch drauf. Ich beschloss, es mit Hypnose zu versuchen, geriet da aber an eine Scharlatanin, der ich mein Geld vergeblich in den Rachen warf, was mich nur noch mehr deprimierte.

In dieser Phase habe ich auch wiederholt versucht, in eine Selbsthilfegruppe zu kommen oder an einem Projekt mitzuarbeiten, aber ich wurde einfach nicht fündig – egal wo ich es versuchte. Auch auf meine Homepage kamen keine Reaktionen – es war einfach nur frustrierend auf allen Ebenen.

Unter dem 17.11.2013 finde ich im Tagebuch die Eintragung, dass ich Frau Dr. S.-S. mitgeteilt habe, dass ich die Entscheidung gefällt habe, es mit diesem Leben noch einmal aufzunehmen. Ich hatte diese Entscheidung bereits auf Santorini gefällt, habe es ihr aber erst sechs Wochen später mitgeteilt. Dabei weiß ich doch, dass solche Dinge eine größere Chance haben, real zu werden, wenn man sie auch in der Therapiestunde gesagt hat. Spannend finde ich auch, dass ich es bei meiner Lektüre über die Zeit auf Santorini zunächst ebenfalls überlesen habe. Dabei weiß ich doch, wie **wichtig** Entscheidungen sind.

Ende November fing ich dann zum zweiten Mal mit dem Weihnachtsplätzchen backen an. Habe zwölf Sorten gebacken und dafür die Ohrfeige bekommen, dass ich ein Karpaltunnelsyndrom entwickelte, das am Ende an beiden Händen operiert werden musste! Aus meiner heutigen Sicht hätte ich die Zeit wohl besser dazu verwenden sollen, es mir gut gehen zu lassen, anstatt für andere zu backen. Am Ende hat mich das Ganze mehr frustriert, als es genützt hat.

10.4.2018

Nun habe ich fast ein halbes Jahr nicht mehr weiterge-schrieben. Sehr, sehr viel ist passiert. Vor allem Gutes. Und vor drei Monaten ist meine Mutter gestorben, was viel Arbeit nach sich zog – in jeglicher Form.

Aber nun zurück zum Jahreswechsel 2013/2014. Es war mein letztes großes Weihnachtsessen für die Familie – ich habe es im Tagebuch nur am Rande erwähnt. Denn viel wichtiger war mir, dass endlich eine ehrenamt-liche Tätigkeit auf mich zuzukommen schien. Für ein Projekt namens „Treffpunkt Friedhof" wollte ich eine Trauergruppe für Kinder und Jugendliche anbieten. Ich habe eine Unmenge Arbeit in die Flyer dafür und deren Verteilung sowie Bekanntmachung im Internet und bei den sozialen Stellen der Stadt hineingesteckt – alles ver-gebens, wie sich im Laufe des darauffolgenden halben Jahres herausstellen sollte. Nach sechs Monaten zog ich deshalb das Angebot meiner Mitarbeit an dem Projekt zurück. Eine herbe Enttäuschung für mich und daher alles andere als aufbauend.

1.5.2018

Ganz generell waren die ersten Monate des Jahres 2014 sehr belastet. Meine Mutter war zu einer erneuten Bauch-OP im Krankenhaus, die Vorbereitungen zur OP wegen des Karpaltunnelsyndroms liefen – und zu allem Überdruss wurde die andere Doppelhaushälfte unseres Hauses grundsaniert. Die dadurch entstehende Geräuschkulisse war eine Hölle, die über ein Jahr lang andauerte, weil ständig neue Probleme auftauchten, die mit Presslufthämmern oder anderen lauten Maschinen beseitigt wurden. Ich habe immer wieder versucht zu fliehen, indem ich in Museen ging oder Tagesausflüge machte, aber es half nur wenig.

In dieser Phase versuchte ich erneut für längere Zeit am Thema „Abnehmen" zu arbeiten. Nahm Akupunktur in Anspruch, ernährte mich nach der „Fünf-Elemente-Lehre" – alles umsonst. Ich verlor kein Gramm an Gewicht, was mir weniger wegen des Aussehens als wegen meiner Atemkapazität wichtig gewesen wäre.

Insgesamt war es für mich gefühlt eine ganz einfach beschissene Zeit. Nirgendwo ging irgendetwas voran. Das Gefühl, ewig und drei Tage für meine Mutter sorgen zu müssen und kein wirklich eigenes Leben zu haben, beherrscht eigentlich alle Eintragungen im Tagebuch. Es war ein Gefühl von absoluter Hilflosigkeit, von Der-Situation-ausgeliefert-Sein, ohne irgendwo Land zu sehen. Mitte März 2014 finde ich eine erste Eintragung, dass ich Angst habe, wieder Krebs zu bekommen, um einen

Grund zu haben, meine Mutter verlassen zu können. Es war mir sofort klar, dass dieser Gedanke vollkommen falsch war, und ich wusste genug über die Macht des Unterbewusstseins oder gar des Unbewussten, um sofort zu begreifen, welche Gefahr von diesem Gedanken ausging.

Aus meiner heutigen Sicht hätte ich spätestens in diesem Moment meine Selbstliebe über mein Pflichtgefühl stellen müssen und massive Maßnahmen zu meiner Entlastung ergreifen müssen. Aber ich hatte nicht genug Mut, um meiner Mutter die Stirn zu bieten und zu sagen, dass sie sich anderweitig mehr Hilfe suchen muss. Irgendwie empfand ich sie wie eine Krake, die ihre Fangarme so fest um mich geschlossen hatte, dass ein Entkommen unmöglich erschien. Ich war mir selbst noch immer nicht wichtig genug! Stattdessen hatte ich das Gefühl, dass eine Art Fluch auf mir liegt.

Anfang April ging es mir besonders beschissen. Habe Dr. S.-S. darüber berichtet und sie hat mir erneut klargemacht, dass in mir immer noch etwas hofft, meine Mutter würde irgendwann Verständnis für mich aufbringen. Würde mich sehen! Und sie hat wiederholt überdeutlich gemacht, dass ich mir das endgültig abschminken muss. Ziemlich verzweifelt habe ich sie damals gefragt, wie ich das hinkriegen soll, und sie antwortete: „Über den Kopf." Was mir aber nicht gelang. Das Tagebuch ist eine einzige Aufzählung der Kämpfe mit meiner Mutter und der Versuche, irgendwie bei mir zu bleiben. Ich habe ständig nur funktioniert – und diese Lebensführung gehasst.

11.11.2018

Mitte September flog ich für dreieinhalb Wochen nach Sizilien. Dieser Urlaub stand nur ganz begrenzt unter einem guten Stern. Ich habe eine Rundfahrt über die ganze Insel gemacht, die ich mir selbst zusammengestellt hatte, da ich mich von vorgegebenen Rundreisen zu sehr unter Druck gesetzt sah. Außerdem brauche ich es einfach auf einer Reise, überall anhalten zu können, entweder um den Ausblick zu genießen oder um ein Foto zu machen.

Ich begann in Syrakus, hatte außerhalb im „Principe di Fitalia" für zwei Nächte gebucht, das ohne Zweifel beste Haus der ganzen Reise, wo ich aber trotzdem beschissen schlief und ständig das Gefühl hatte, nicht zur Ruhe zu kommen. Weiter ging es zur Villa Casale und dann über Enna mit einer Übernachtung im B&B „Casa della Poeta" (zauberhaftes Haus!) und einer Besteigung des Turmes des Castello di Lombardia, auf die ich wegen meiner Atemprobleme ganz besonders stolz war, zum nächsten Etappenziel: Agrigent. Im B&B „Le Sorelle" habe ich mich sehr wohlgefühlt, weil ich aufgrund meiner Italienischkenntnisse lange Gespräche mit der Besitzerin führen konnte und außerdem das Bett unzweifelhaft das beste der ganzen Reise war. Emma hätte ich gerne als Freundin gehabt – ich denke, wir hätten uns noch viel zu sagen gehabt. Ansonsten war die Zeit im Süden der Insel extrem anstrengend: 35–38 Grad, warmer Wind, Luftfeuchtigkeit bis zu 90 %. Ich musste mit Klimaanlage schlafen – und das fällt mir sehr schwer.

Aber egal wo ich hinkam: Es gab auch immer wieder wunderbare Begegnungen. In Enna fand ich zum Beispiel nicht mehr aus der mittelalterlichen Stadt, hielt einfach irgendwo an und sprach einen Italiener an, der sich spontan in mein Auto setzte, über seine Zeit bei Mercedes in Stuttgart sprach und mich währenddessen durch die Stadt lotste. In Agrigent hatte ich den Weg zum Dom auf dem höchsten Punkt der Stadt gefunden, war dann nach unten gelaufen und ließ mich später mit dem Taxi zurückbringen, weil ich den Aufstieg auf keinen Fall geschafft hätte. Der Taxifahrer war derart beeindruckt davon, dass ich zum Dom gefunden hatte, dass auch er mich zur Ausfallstraße lotste, die zu meinem B&B in San Leone führte. Später ließ ein Mann in Palermo alles stehen und liegen, um mich durch die halbe Stadt zurück zur Autobahn zu eskortieren. Diese Begegnungen häuften sich und haben mir auf dieser Reise ganz viel gegeben.

Das Wetter hingegen war für eine Lungenkranke eine echte Herausforderung – und zwar auf der ganzen Reise. In Mazara del Vallo saß ich wegen der hohen Luftfeuchtigkeit fast nur im Hotel herum, hatte Selinunt auf dem Weg dahin schon ausgelassen. Auf der anschließenden Fahrt nach Palermo ließ ich aus dem gleichen Grund auch Segesta und Erice links liegen. Da musste ich eben immer Rücksicht auf meine krankheitsbedingten Einschränkungen nehmen. Aber ich habe ja trotzdem auf dieser Reise ganz wunderbare Sehenswürdigkeiten besucht, wie z. B. Monreale mit dem unglaublich schönen Kreuzgang nördlich von Palermo, das neben der Villa Casale das absolute Highlight dieser Reise für mich war. Auch Palermo selbst, wo ich drei Nächte im Hotel Garibaldi verbrachte, das im Reiseführer sehr zu Unrecht gelobt worden war, hat mir trotz Lärm und Schwüle gut gefallen. Über Cefalu, wo ich den Dom sehen wollte, ging es nach Taormina, von wo ich zum Ätna aufbrach, was eben so hoch ging, wie der Bus fuhr. Zur Spitze zu laufen war mir unmöglich, aber auch so war die Aussicht toll!

Zum Abschluss verbrachte ich zehn Tage in einem Hotel in Marina di Noto, wo ich eigentlich gehofft hatte, einen „Erholungsurlaub" anzuhängen. Aber der blieb ein frommer Wunsch: Das Wetter blieb wechselhaft, das Essen war schlecht, weil der Koch auf Hochzeitsreise war, und das Meer war unruhig. Zu allem Überdruss gab es am Strand von Eloro wohl Strömungen, die es mir eines Mittags fast unmöglich machten, wieder an Land zu kommen. Gott sei Dank kam mir ein anderer Hotelgast zu Hilfe, ich weiß nicht, wie es ausgegangen wäre, wenn ich allein da unten gewesen wäre. Es hat jedenfalls ein ganz schlimmes Trauma bei mir hinterlassen. Seitdem schwimme ich im Meer nur noch am Strand entlang, dort, wo ich weiß, dass ich jederzeit stehen kann.

Dieser Vorfall löste auch eine böse Vorahnung in mir aus, ein Gefühl wie: So wird es kommen, ich werde dem Tod nur ganz knapp entkommen. Aber es wird Hilfe in letzter Minute kommen. Jemand oder etwas, das mich ans „sichere Ufer" bringt. Ich habe in den folgenden Monaten ganz oft daran gedacht und auch eine Art Trost daraus gezogen.

Denn schlechte Vorahnungen verfolgten mich während des ganzen Urlaubs. Interessanterweise habe ich in meinem Tagebuch nicht erwähnt, dass mich während der ganzen Zeit in Sizilien eine latente Angst vor einer erneuten Erkrankung plagte. Ich schlief viel zu wenig, fühlte mich ständig getrieben und war am Ende der Reise überhaupt nicht erholt. So gut mir die ganzen Sehenswürdigkeiten und die Fahrten über Land getan hatten – wirklich aufgebaut hatte die Reise mich nicht. Aber ich wusste eben auch, dass nach meiner Rückkehr sofort wieder mein „Frondienst" anfangen würde.

13.11.2018

Am 10.10.2014 kam ich aus Sizilien zurück. Am Sonntagabend, den 19.10., fühlte ich eine Verdickung am Hals, die am Tag vorher noch nicht da gewesen war. Das innere Erschrecken war entsetzlich! Einen Moment machte ich mir noch vor, es könne eine Reaktion auf die Grippeimpfung sein, die ich kurz zuvor bekommen hatte, aber mein Arzt, den ich montags aufsuchte, war sofort sicher, dass es nur Krebs sein konnte. Er war restlos geschockt, denn er war überzeugt gewesen, dass ich „geheilt" sei. Ich selbst war irgendwie so etwas wie gefühlsmäßig paralysiert. Ich konnte oder wollte es nicht glauben, dass ich wieder Krebs hatte. Ich hatte mir eingebildet, dass all meine Affirmationen und Meditationen eine Wiedererkrankung verhindern würden, und stand jetzt vor dem Scherbenhaufen meiner Hoffnungen.

Es war eine sowohl verzweifelte als auch chaotische Zeit. Als ich meine Tagebucheintragungen jetzt wieder las, musste ich sehr weinen. Am allerschlimmsten war dieses Gefühl, dass mein ganzes Leben eigentlich nur Arbeit gewesen war, immerwährender Kampf mit der Ausnahme von ein paar Jahren in meinen Dreißigern. Dass ich nie wirklich zur Ruhe gekommen war. Dass ich nie einen Partner gehabt hatte, der bei mir bleiben wollte. Aber vor allem: dass ich das Problem Mutter nicht in den Griff bekommen hatte.

Das CT zeigte, dass es auch einen Knoten im Mediastinum (Mittelfell) gab. Der am Hals wuchs mit beängstigender Geschwindigkeit. Erst sollte ich bestrahlt werden, aber die Klinik kam nicht in die Pötte. Auf das Verhalten der Ärzte in der Strahlenklinik will ich hier besser nicht weiter eingehen, denn es war eine einzige Zumutung. Meine Panik wuchs jedenfalls von Tag zu Tag zu bislang ungekannten Ausmaßen an. Als ich nach zwei Wochen Dr. S. anrief und mitteilte, dass die Strahlenklinik meine Behandlung abgelehnt hätte, fiel der aus allen Wolken. Er hatte gedacht, ich sei versorgt. Er entschied sich dann für eine zweite Chemotherapie, die kurz darauf begann.

In dieser Zeit habe ich mich noch einmal intensiv mit den Texten zu „Krebs" und „Lungenkrebs" in Ruediger Dahlkes Buch „Krankheit als Symbol" beschäftigt. Diese Texte sind nicht jedermanns Sache, da sie eine – wie soll ich sagen: vielleicht „esoterische" Sichtweise auf das Leben voraussetzen. Mir haben sie sehr geholfen, denn ich habe mich in ihnen wiedergefunden. Ich will hier einen Auszug aus dem Teiltext „Bearbeitung" zum Stichwort „Lungenkrebs" zitieren: „,das Vor-sich-hin-Krebsen' (= den eigenen Weg in kommunikativer Hinsicht nicht gehen) im Vorfeld (der Erkrankung) ins Gedächtnis rufen und anschauen; sich im Kontakt und Austauschbereich für die eigenen ausgefallenen Vorstellungen und kühnen Phantasien öffnen, sie mutig und (von anderen) unkontrolliert wachsen und sich entwickeln lassen; offensives, durchdringendes Einsetzen für den eigenen Lebensweg: sich an frühe Träume, an eigene Ausdrucksformen im Hinblick auf Kommunikation zurückerinnern und sie wild entschlossen (wieder)beleben und umsetzen; Auseinandersetzungen im Kommunikationsbereich suchen und gewinnen; aus der Gewissheit, nichts mehr zu verlieren zu haben, Mut zur eigenen Verwirklichung/zum eigenen Weg schöpfen: grenzenlosen Austausch und liebevolle Kontakte verwirklichen; …"

Das „Vor-sich-hin-Krebsen" war in meinen Tagebüchern immer wieder Thema. Aber am Ende habe ich die Pflichterfüllung stets über meine Selbstverwirklichung gestellt. Es ist ja auch nicht so einfach, wenn die eigene Mutter 90 ist, kaum noch etwas sieht, schlecht hört, nur noch wenige aus dem Freundes- und Bekanntenkreis leben, zu sagen: Ich komme jetzt nicht mehr. Aber tief im Inneren wusste ich: Das war es, was anstand.

Am 26.10.14 rief ich meine Freundin Luisa an und erzählte ihr, dass ich wieder erkrankt sei. Wir hatten im Telefonat davor über meine Angst vor erneuter Erkrankung gesprochen, weil ich **wusste**, dass die Belastung durch meine Mutter, die jeden meiner Hinweise darauf, dass mir ihre Versorgung einfach zu viel war, schlichtweg überhörte, das erträgliche Maß längst überschritten hatte.

Luisas erste Reaktion: „Und jetzt ist Schluss! Sonst hast du keine Chance." Sie ist auch Therapeutin und machte mit mir spontan am Telefon eine Arbeit, in deren Verlauf ich zu Klarheit kam. Es ging schrittweise über folgende Sätze:
Ich stehe zu mir.
Es ist mein Leben.
Mein Leben ist mir wichtig.

Mein Leben gehört mir und nur Gott darf darüber bestimmen.

Es tut mir leid. Ich habe alles versucht, um deine Seele (Mutters) in Liebe zu erreichen.

Ich erkenne: Deine Seele liegt nicht in meinen Händen, sondern in Gottes Händen, und dahin gebe ich dich jetzt ab.

Ich lasse los!

Ich gebe auf und vertraue auf Gott.

Dieses Loslassen und Aufgeben fühlte sich gut an. Im Anschluss an die Arbeit wusste ich genau: Ich musste meine Mutter verlassen. Vollständig. Ohne Wenn und Aber. Ohne Hintertürchen. Egal was der Rest der Welt dazu sagen oder über mich denken würde.

Ich stand vor der Aufgabe, mich und mein Leben aus Selbstliebe heraus über die Pflicht zu stellen. Andere mussten sich nun um Mutter kümmern. Finanziell war sie sehr gut versorgt. Sie konnte für Hilfe bezahlen. Und mein Bruder musste jetzt eben einspringen. Egal, wie schwer das für beide wäre, denn sie kamen sehr schlecht miteinander aus. Es galt, mein Leben zu retten.

Aber ich hatte mächtig Angst davor, es wirklich zu tun. Ich musste mir eingestehen, dass ich mehr Angst vor meiner Mutter hatte als vor meiner todbringenden Krankheit! Zunächst aber telefonierte ich mit meinem Bruder, der sofort sagte: „Wenn du das so willst, machen wir das so." Auch bot er an, mich zu dem Gespräch mit meiner Mutter zu begleiten. Dafür war ich ihm natürlich zutiefst dankbar, denn auch wenn ich innerlich ganz sicher wusste, dass ich das Richtige tat, musste es doch durchgestanden werden.

Am 28.10.2014 besuchten wir meine Mutter. Ich erklärte ihr, dass ich erneut Krebs hätte und deshalb entschieden hätte, den Kontakt zu ihr abzubrechen. Ich tat das mit einer solchen inneren Ruhe, dass sie sofort begriff, dass meine Entscheidung unumstößlich war. Ihre erste Reaktion war daher: „Und wer kümmert sich um mich?" Der zweite Satz: „Das kann niemand verstehen." Kein: „Oh Gott, wie furchtbar." Kein: „Wie geht es dir jetzt? Was machst du jetzt?" Ihr ganzes Denken drehte sich nur um **ihre** Lebenssituation. Hans-Martin sagte dreimal zu ihr: „Mutter, wir sind hier, um darüber zu sprechen, dass Beate wieder Krebs hat." Es war sinnlos, das zu versuchen – und mir zeigte es, dass ich mich richtig entschieden hatte. Natürlich fragte sie immer wieder nach dem Warum, aber ich ließ mich darauf nicht ein, denn alles, was ich gesagt hätte, wäre als Vorwurf bei ihr angekommen, und das wollte ich nicht. Viel zu gut verstand ich, warum sie sich verhielt, wie sie es tat, und ich wusste deshalb, dass jede Erklärung nur zu Kampf geführt hätte, den ich auf keinen Fall wollte.

Meine Mutter begann dann haltlos zu weinen. Jeder Versuch, mit ihr ins Gespräch zu kommen, scheiterte. Irgendwann aber hielt sie urplötzlich inne, sah mich an und sagte: „Ich verstehe dich zwar nicht, aber wenn du das so willst, gebe ich dir meinen Segen." Das war der Moment, in dem die Seele kurz über das Ego siegte und mir mitteilte, dass sie verstanden hatte. Und das half mir sehr. Direkt danach brach sie wieder in Tränen aus.

Ich erklärte später meinem Bruder noch einiges zur Aktenablage, ich hatte ja alles für meine Mutter erledigt. Währenddessen weinte meine Mutter im Wohnzimmer mit einer Verzweiflung, die kaum zu ertragen war. Sie verhielt sich wie ein Kind, das von der Mutter verlassen wird. Und für sie war es ja auch so. Eine „echte" Mutter hätte sich in dieser Situation um ihr Kind gekümmert, hätte wissen wollen, was nun für mich zu tun war – und sich nicht unablässig um ihre eigenen Probleme gedreht. Aber sie hat es mir dadurch auch leichter gemacht, zu meiner Entscheidung zu stehen. Ich muss für heute Schluss machen. Das war jetzt fast zu viel alter Schmerz, der hochgekommen ist.

In den Tagen nach dem Gespräch liefen immer noch Vorbereitungen für eine eventuelle Bestrahlung. Die Unsicherheit darüber, wie es mit mir weitergehen sollte, belastete mich extrem. Mein ganzes System war durcheinander und ich war im Grunde unfähig, einen klaren Gedanken zu fassen. Allerdings konnte ich spüren, dass es gut war, den Kontakt zu meiner Mutter abgebrochen zu haben.

Aus meiner heutigen Sicht hat diese Entscheidung mein Überleben möglich gemacht. Davon bin ich fest überzeugt. Diese unsägliche Erleichterung, sie nicht mehr anrufen zu müssen, mir ihre ewig gleichen Themen nicht mehr anhören zu müssen, war trotz der extrem schwierigen Gesamtsituation sofort für mich spürbar. Ein Aufatmen im Chaos.

Am 11.11.2014 war dann klar, dass keine Bestrahlung möglich war, weil die Knoten rasant wuchsen. Eine Woche später begann die erneute Chemobehandlung. Aus diesem Anlass machte Dr. S. einen Ultraschall, der zeigte, dass sich am Hals weitere Metastasen gebildet hatten und diese offensichtlich in einer auch für den Arzt unfassbaren Geschwindigkeit wuchsen. Das war so niederschmetternd, dass ich im Grunde gar nicht wusste, wie ich die kommende Zeit überleben sollte.

In dieser Phase kehrte eine Klientin zurück, die wegen der Geburt von Zwillingen die Therapie ausgesetzt hatte.

Als sie hörte, dass ich erneut erkrankt war, wollte sie eigentlich nicht kommen, aber es gelang mir, ihr verständlich zu machen, dass mir Arbeit guttun würde. Und in der Tat war der Prozess gut für uns beide: Sie kam gut voran in ihrer Entwicklung und mir war ein Stück Normalität und Sinngebung im Leben gegönnt. Während ihrer Therapiestunden ging es mir immer ganz hervorragend und meine Intuition funktionierte ausgezeichnet. Die Arbeit mit ihr gab mir in dieser wirklich entsetzlich dunklen Zeit so etwas wie das Gefühl: „Das Leben geht weiter." Zumal sie ganz fest daran glaubte, dass ich wieder gesund werden würde.

Denn was ich ansonsten von den Ärzten zu hören bekam, war, dass mein Leben nun unweigerlich dem Ende entgegengehen würde. Selbst wenn die Metastasen durch die Chemo zurückgedrängt werden würden, kämen sie nach Absetzen der Chemotherapie wieder. Man gab mir zu dieser Zeit noch ca. ein Jahr zu leben oder maximal eineinhalb Jahre. Was mich psychisch total verwirrte, war, dass ich einfach nicht das Gefühl hatte, dass es auf meinen Tod zuging. Ich konnte das selbst überhaupt nicht verstehen. Denn ich sah ja bei jedem weiteren Ultraschall, dass die Metastasen zwar leicht zurückgingen, aber eben nicht verschwanden.

Besonders Frau Dr. S.-S. gab sich die größte Mühe, mich auf meinen unausweichlichen Tod vorzubereiten, denn das entsprach ihrer jahrelangen Erfahrung mit Lungenkrebspatienten. Ich reagierte darauf zweigeteilt: Zum einen gab es so eine Art Trotzreaktion und ich dachte oft: „Wollen wir doch erst einmal sehen, ob ich sterbe. Das kann noch nicht alles gewesen sein!"

Mein Verstand hingegen meinte, die Ärzte müssten es doch wohl wissen, und ich begann in der Zeit, meinen Tod vorzubereiten. Ich schrieb ein Testament, machte Listen, wer was bekommen sollte, schrieb für meinen Bruder lange Aufstellungen zu Versicherungen etc., legte genau fest, wie meine Beerdigung ablaufen sollte, sprach mit der Hausärztin, ob sie mich im Sterben begleiten würde, meldete mich für alle Fälle aber auch im Hospiz für einen Platz an, denn ich wollte ja niemandem zur Last fallen. Das alles fiel mir gar nicht so schwer. Wenn mich einer fragte, wie ich es verkraften würde, das alles zu tun, sagte ich immer: „Ich habe ordentlich gelebt und ich werde ordentlich sterben." Ich brauchte es, meine letzten Dinge zu ordnen, auch „um mich dem Leben noch einmal zuwenden zu können", wie ich Dr. S.-S. einmal erklärte.

Die Chemo ertrug ich am Anfang recht gut, aber mit der Zeit spielten meine Leukozyten nicht mehr mit. Ich musste fast täglich zur Blutuntersuchung, zeitweise musste die Chemo ausgesetzt werden, weil die Blutwerte zu schlecht waren. Und obwohl meine Psyche Achterbahn fuhr, habe ich immer wieder versucht an mir zu arbeiten und finde in meinem Tagebuch am 30.11.2014 z. B. folgende Eintragung:
Ich entscheide mich noch einmal für dieses Leben.
Ich entscheide mich dafür, erneut frei von Krebs zu werden.

Ich entscheide mich für mich selbst.

Ich vergebe mir selbst dafür, mich nicht genug geliebt zu haben.

Ich mache meinen Frieden mit mir selbst.

Ich liebe mich so, wie ich bin.

Ich nehme mein Leben noch einmal in die Hand.

Die glücklichste Zeit dieses Lebens darf noch kommen.

Ich schließe Frieden mit mir selbst.

Dazwischen war meine Mutter zeitweise wieder Thema und ich bemühte mich, den Prozess mit ihr weiter abzuschließen, indem ich erneut Vergebungszeremonien machte. Leider mit begrenztem Erfolg. Auch mit anderen „Unzufriedenheiten" setzte ich mich auseinander. Ich fand, dass ich auf keiner Ebene wirklichen Erfolg im Leben gehabt hatte: keine Partnerschaft, nur begrenzter Erfolg als Therapeutin, ich hatte jahrelang gemalt und hin und wieder ausgestellt, aber kaum etwas verkauft. Und dann hatte sich auch noch die Hoffnung zerschlagen, wenigstens meine Rentenzeit genießen zu können.

Während ich dies aus meinem Konzept abtippe, denke ich: Da bin ich mal wieder viel zu streng mit mir ins Gericht gegangen. Denn eigentlich habe ich ein Leben lang versucht, das Beste aus der jeweiligen Situation zu machen. Und besser hatte ich es eben nicht geschafft, weil mir der Glaube an mich selbst gefehlt hatte. Woher hätte er auch kommen sollen: Meine Eltern waren unfähig, mir Selbstvertrauen zu vermitteln, Lob gab es nicht – es wurde einfach erwartet, dass ich funktionierte.

Anfang Januar 2015 stand im monatlichen Newsletter von Chuck Spezzano ein Satz, dessen Lektüre mich im ersten Moment massiv erschreckte. Er lautete: „Und vergiss nicht, du hast ein Anrecht auf Wunder." Es war wie eine Art innerer Erschütterung. Etwas in mir wollte das als Möglichkeit auf gar keinen Fall gelten lassen. Ich kenne dieses Gefühl aus früheren Erfahrungen und wusste sofort: Das hat jetzt etwas mit mir zu tun und daran habe ich zu arbeiten.

Also nahm ich in mein Sammelsurium von Affirmationen den Satz auf: „Ich habe ein Anrecht auf Wunder." Am Anfang mit sehr geringem Erfolg. Ich konnte deutlich spüren, wie alles in mir sich dagegen wehrte. Ich – ein Anrecht auf Wunder? Wer bildete ich mir ein zu sein?

Aber ich gab nicht auf und der Beginn des Wunders war, dass meine Psyche nach einigen Wochen den Satz zumindest gelten lassen konnte. Wieder einige Wochen später merkte ich, dass ich den Satz langsam als eine Wahrheit anerkennen konnte und zu dem Gefühl kam: „Ja – warum sollte es nicht auch ein Wunder für mich geben?" Nach ca. drei Monaten hatte ich den Satz so in mich aufgenommen, dass ich mein persönliches Anrecht auf ein Wunder fühlen konnte. Denn es war klar, dass wirklich nur noch ein Wunder würde helfen können, sollte ich je noch einmal gesund werden. Und am Ende war es dann ja auch so.

17.11.2018

Ende Januar 2015 schloss ich meine Sterbevorbereitungen mit zwei Gesprächen ab: einem mit dem Bestatter und dem schon erwähnten mit der Hausärztin. Bei diesem Arztbesuch bat ich um ein Rezept für Massagen. Aufgrund der Tatsache, dass ich in Chemobehandlung war, bot mir Dr. M. an, die Behandlung zu Hause durchführen zu lassen. Im Ärztehaus gab es auch einen Physiotherapeuten, dem sie vertraute und den sie sofort anrief. Er willigte ein, das zu tun, und zwei Stunden später, während ich meine Einkäufe ins Haus trug, schoss plötzlich ein Auto um die Ecke, bremste, ein Mann sprang heraus und wollte wissen, ob ich Frau Marquardt sei. Ich war sehr verwundert, weil ich die Situation nicht begriff. Er stellte sich dann als der angerufene Physiotherapeut vor und besah sich als Nächstes die Wohnung. Er wollte wissen, ob er seinen Massagetisch aufstellen konnte, was bei mir kein Problem war, so wie die Wohnung geschnitten ist.

Dann saßen wir am Küchentisch und fingen an, miteinander zu reden. Dieses Gespräch, bei dem sich schließlich zwei völlig Fremde gegenüber saßen, floss dermaßen gut, dass ich hinterher wie elektrisiert war. Was war jetzt das? Zwar sprach mich dieser Mann nicht auf der Partnerebene an – aber es war mir sehr lange nicht passiert, dass ich mit einem Menschen, den ich gerade erst kennengelernt hatte, so einen intensiven Austausch hatte.

Während der Behandlungen gingen diese Gespräche immer tiefer. Er hatte seine Frau durch Krebs verloren, sein

Leben war nicht leicht gewesen. Meines auch nicht. Es gab also viele Themen. Was mich beschäftigte, war die Frage: Warum kommt **jetzt**, wo man mir sagt, dass ich nur noch kurz zu leben habe, plötzlich ein neuer Mensch in mein Leben? Und das erzeugte irgendwie eine Energie, die genau dieses Leben wieder interessanter machte.

Nach einigen Wochen stellte ich fest, dass ich mich in ihn verliebt hatte. Nun weiß ich natürlich, dass Verliebtsein immer eine Projektion ist, und da mir klar war, dass dieser Mann als Partner für mich vollkommen ungeeignet war, stellte sich für mich die Frage: In **was** hatte ich mich verliebt? Nach längerer innerer Befragung kam ich zu dem Schluss: in das Leben! Ja, er hatte es mir möglich gemacht, mich noch einmal in das Leben zu verlieben und es spannend zu finden. Zu diesem Zeitpunkt verstand ich das überhaupt nicht. Aus heutiger Sicht war seine Aufgabe, mein Interesse am Leben wieder anzukurbeln, damit die späteren Ereignisse eintreten konnten.

Unser Kontakt endete im Sommer 2015. Ich hatte den Fehler gemacht, ihm von meiner Verliebtheit zu erzählen. Er verstand aber meine Erklärung nicht, weil er nicht in diesem Denken war. Für ihn gab es Verliebtheit nur im Zusammenhang mit Partnerschaft. Außerdem hatte er panische Angst davor, noch einmal jemanden auf dem Weg in den Krebstod begleiten zu müssen, selbst wenn es sich dabei nur um eine lockere Freundschaft handeln würde. Denn das war es, was ich mir gewünscht hätte. Jemand, mit dem ich ab und an ein tiefgehendes oder auch heiteres Gespräch hätte führen können. Aber – es ist in Ordnung so. Er hat seine Aufgabe erfüllt und ist wieder gegangen.

Diese vom Schicksal geschickte „Aufmunterung" war auch dringend nötig gewesen, denn ich bekam zunehmend Probleme mit der Chemo. Dieses Mal gingen mir auch die Haare zum Teil aus, aber viel schlimmer war, dass mein Blut immer weniger mitspielte.

Die Zeit bis Anfang Mai 2015 war absolut chaotisch. Ein ständiges Wechselbad der Gefühle. Ich war hin- und hergerissen zwischen Panikattacken, Hoffnung, Übungen in Gottvertrauen, Enttäuschung, weil die Chemo ausgesetzt werden musste, Entsetzen, weil die Knoten dann sofort wieder wuchsen, dem Gefühl aufgeben zu wollen oder zu sollen, dann wieder dem Glauben an ein Wunder, an Rettung in letzter Minute. Es war im Grunde einfach nur entsetzlich.

Aber aus heutiger Sicht kann ich sagen: Etwas in mir hat nie aufgegeben. Ein Teil meiner selbst glaubte wirklich an ein Wunder. Ich dachte auch immer wieder an die „Rettung" auf Sizilien. Und so versuchte ich das Beste aus dieser Lebenszeit zu machen, was ich konnte: Ich ging wieder in Museen, zu Konzerten, in den Wald, sobald die Chemo ausgesetzt wurde, auch schwimmen. Fuhr für ein paar Tage in ein Hotel mit Schwimmbad und übte meine Affirmationen, zu denen auch immer wieder der Satz gehörte: „Ich nehme die Herausforderungen dieses Lebens noch einmal an."

In meinem Tagebuch finde ich in dieser Zeit wiederholt Übungen, in denen ich versucht habe, die Gründe für meine Krebserkrankung herauszufinden. Unter anderem durch „Mit-links-Schreiben". Viele Jahre zuvor hatte ich ein Büchlein in die Finger bekommen, das den Titel „Die Kraft der anderen Hand" führte. Lucia Capacchione, die Verfasserin, schilderte darin, wie sie sich selbst heilte, indem sie mit ihrer „anderen" Hand zu schreiben begann, in ihrem Fall mit der linken.

In diesem Buch erwähnte sie an einer Stelle, dass sie in Kursen, die sie in den USA gab, die Erfahrung gemacht hatte, dass erzwungene Rechtshänder oft ganz besonders große Probleme im Leben bekommen. Und eine solche bin ich. Also setzte ich mich vor vielen Jahren eines Nachts hin und versuchte, mit der linken Hand zu schreiben. Es ging total leicht! Ich kam in eine Art Trance und schrieb und schrieb. Danach fiel ich ins Bett. Das Ergebnis hat mich am nächsten Tag zunächst entsetzt, aber mit der Zeit lernte ich, dass meine linke Hand wohl Verbindungen zu Teilen meines Gehirns aufnehmen konnte, die außerhalb des normalen Verstandesbereichs lagen und wo Antworten in mir schlummerten, von denen der bewusste Teil keine Ahnung hatte.

Die Technik ist ganz einfach: Man nimmt ein Blatt Papier und möglichst für jede Hand einen Stift, der ganz leicht schreiben sollte, also z. B. einen sehr weichen Bleistift oder einen Tintenroller. Die rechte (oder die normalerweise in Gebrauch befindliche Hand, was natürlich auch die linke sein kann) Hand formuliert das Problem und die Frage, dann schiebt man das Blatt nach links zur „anderen" Hand. Diese schreibt meist nicht so schön wie die rechte, auch drückt sich die jeweilige Stimmung in der Schrift überdeutlich aus – aber ich konnte es immer lesen! Und alle Rechts-links-Dialoge, die ich je geschrieben habe, waren äußerst erhellend. So finde ich Anfang April 2015 einen Dialog, in dem es darum geht, dass ich mich nach wie vor nicht wirklich liebenswert finde und mein Krebs eine Manifestation meines Selbsthasses ist. Ein Thema, das mich lange beschäftigt hat und wo ich auch heute immer wieder mal hinschauen muss.

Ich wollte gerade schreiben, dass es das Buch leider nicht mehr gibt, da hat es mir keine Ruhe gelassen und ich habe bei Amazon nachgeschaut. Und siehe da: Zumindest die englische Ausgabe mit dem Titel „The Power of Your Other Hand" soll im Mai 2019 neu erscheinen. Vielleicht wird es dann ja auch auf Deutsch neu aufgelegt. Für Menschen, die ihre ihnen noch unbekannten Anteile erforschen oder auch sich mit ihrem inneren Kind beschäftigen wollen, ist dies jedenfalls eine äußerst empfehlenswerte Technik.

Und weil ich gerade beim Thema „Selbsterforschung" bin, hier eine andere Technik, die ich bis heute sehr viel benutze, wenn ich mich selbst mal wieder überhaupt nicht verstehen kann. Sie stammt von Chuck Spezzano und ich nenne sie die „Wenn-ich-wissen-könnte-Übung". Der Ablauf ist folgender:

Man spricht **laut** den Satz: „Wenn ich wissen könnte, warum …, würde ich sagen, das ist so, weil …" Dann nimmt man die Antwort nach dem „weil" auf und formuliert damit die nächste Frage. Ich stelle fest: Das ist zu abstrakt. Daher ein Beispiel aus jeder Zeit aus meinem Tagebuch:

Wenn ich wissen könnte, warum ich im Moment so wütend bin, würde ich sagen, das ist so, weil ich mich hilflos fühle.

Wenn ich wissen könnte, warum ich mich so hilflos fühle, würde ich sagen, das ist so, weil mir alles zu viel ist.

Wenn ich wissen könnte, warum mir alles zu viel ist, würde ich sagen, das ist so, weil ich denke, ich hätte mal eine gute Zeit in diesem Leben verdient.

Wenn ich wissen könnte, warum ich denke, ich hätte mal eine gute Zeit in diesem Leben verdient, würde ich sagen, das ist so, weil ich unablässig geackert und mich aufgeopfert habe.

Wenn …, warum ich unablässig geackert und mich aufgeopfert habe, würde …, weil ich gehofft habe, dass ich dann geliebt werde.

Wenn …, warum ich gehofft habe, dass ich dann geliebt werde, würde …, weil ich es nicht besser wusste.

Wenn …, warum ich es nicht besser wusste, würde …, weil mir die Info fehlte.

Dieses Ende der Übung sagte mir deutlich: Ich konnte es nicht anders oder besser machen, weil ich es nicht besser wusste – **aber** jetzt sollte ich meine Einstellung ändern und fürsorglicher und liebevoller mit mir umgehen, ohne mir für den früheren Fehler Vorwürfe zu machen. Ich schreibe diese Übungen zumindest in der gekürzten Form wie am Ende des Beispiels **immer** mit, weil ich mich sonst an den Inhalt nicht erinnern kann. Der Trick bei dieser Übung ist nämlich der, dass der Konjunktiv dem Verstand vermittelt, dass er ja gar nichts wissen **muss**, er spielt sozusagen nur. Und auf diese Weise öffnet sich das Unterbewusstsein, wo sich oft sehr überraschende Antworten finden lassen.

Am 5.4.15 schrieb ich einen Rechts-links-Dialog, der mit der Frage begann: „Lieber Krebs, kannst du mir sagen, was dein Ziel ist?" und der folgendermaßen endete:

Links: „Warum lässt du nicht einfach mal die Liebe, die du für andere jederzeit bereit hast, für dich selbst fließen?"

Rechts: „Weil ich es offensichtlich nicht schaffe. Und ich bin verzweifelt über diese Tatsache. Das spüre ich an meinem haltlosen Weinen."

Links: „Lass es doch einfach fließen. Das ist alles, was es braucht. Den Mut, dich selbst endlich anzunehmen und aus ganzem Herzen zu lieben. Du bist die, die du bist, und das ist gut so. Lebe und liebe dich darin."

Dieses Problem der mangelnden Selbstliebe war mir natürlich bekannt, aber dieser Dialog betätigte eine Art von Schalter in meinem Kopf. Ich begriff, dass es jetzt unter allen Umständen nötig war, mit diesem Thema voranzukommen.

In meinen Meditationen versuchte ich ab sofort vermehrt mit meinem inneren Bild von Gott in Kontakt zu kommen. Dieses Bild ist kindlich, Gottvater sieht in meinem Geist etwa so aus wie die Zeusstatue von Olympia, ist allerdings beweglich. Zeitweise habe ich es auch mit Gottvater und Gottmutter versucht, aber das hat nicht funktioniert. Also blieb es bei Gottvater. Ich habe mir Dinge vorgestellt wie dass ich auf Gottes Schoß sitze, er mich wie ein kleines Kind in den Arm nimmt und mir sagt, dass ich sein geliebtes Kind sei. Ich habe alle möglichen Varianten davon visualisiert und musste immer wieder feststellen, wie schwer es mir fiel, ein Gefühl dafür zu bekommen, geliebt zu sein.

In meiner inneren „Wohlfühlwelt", die ich mir kurz nach Beginn meiner Krankheit für die Meditationen erschaffen hatte, tauchte auch wieder „Ritter Gottfried" auf und wurde dort Stammgast. Ritter Gottfried kannte ich schon aus der Zeit vor meiner Erkrankung. Er war ein Kreuzritter, riesengroß mit Kettenhemd, Helm, einer Art Cape-Mantel und einem enormen Breitschwert, das er vor sich aufgestellt hatte, das ihm bis zur Brust hochging und auf das er sich mit beiden Händen stützte. Wenn ich ihn fragte: „Und was sagst du dazu, Gottfried?", stieß er das Schwert mit der Spitze fest auf den Boden und sagte immer nur das eine Wort: „Gottvertrauen!"

Ich habe inzwischen eine Art Erklärung für dieses Bild gefunden. In Chuck Spezzanos „Karten der Seele" gibt es den Archetyp des „Paladin" und ich denke, dass mein Gottfried diesen verkörpert hat. Denn vor ca. einem Jahr meinte ich, er könne es sich doch jetzt bequemer machen und das Kettenhemd ausziehen sowie das Schwert ablegen. Nach einigem guten Zureden tat er das auch und legte beides vor sich auf den Boden. Wieder einige Monate später meinte die Figur auf der Bank rechts von mir, von der ich nicht so genau weiß, wer das ist, die es aber immer gut mit mir meint, ich könne Gottfried doch jetzt gehen lassen, denn ich hätte ihn wirklich integriert. Also habe ich Ritter Gottfried in den Ruhestand versetzt, aber sein Kettenhemd und das Schwert liegen als Symbol für ihn weiter auf dem Boden.

Ich schildere das so ausführlich, weil diese inneren Hilfsfiguren für mich unbeschreiblich wichtig waren und es immer noch sind. Ab dieser Zeit meditierte ich fast täglich und die Konzentration auf diese Figuren ermöglichte es mir, zumindest für die Zeit der Meditation aus dem normalen Tagesgeschehen auszusteigen oder auch der Angst zu entkommen – und sei es eben nur für zehn bis fünfzehn Minuten.

Inzwischen sind sie ein fest integrierter Teil meines Lebens geworden, der mich aufbaut und meine Reserven auffüllt. Ich mache es mir dabei nach wie vor leicht: Ich liege auf dem Boden und lege die Beine auf meinem Trampolin hoch. Das erleichtert die Atmung, weil der Bauch sich dabei entspannt. Man braucht nicht unbedingt den Lotossitz einzunehmen, damit eine Meditation wirkungsvoll ist – schon gar nicht, wenn man krank ist. Die Hauptsache ist, zur Ruhe zu kommen und sich auf den Atem zu konzentrieren.

Denn mein Leben war ja weiterhin von Unwägbarkeiten geprägt. Im April 2015 wurden die Knoten am Hals bestrahlt. Der Professor an der Uni sagte mir ganz klar: Dies sei **keine** lebensverlängernde Maßnahme, sondern eher ein Eingriff, der die Knoten am Hals soweit zurückdrängen sollte, dass sie mir nicht schon morgens, wenn ich in den Badezimmerspiegel schaute, ins Auge springen konnten. Es gelang auch tatsächlich, eine Reduzierung herbeizuführen, die allerdings nur für ein paar Wochen anhielt. Dann wuchsen sie wieder mit alter Geschwindigkeit. Trotzdem erwies sich die Maßnahme später als sinnvoll.

4.12.2018

In der ersten Stunde nach den Bestrahlungen bei meiner Onkologin ging es um die nächste Zeit. Frau Dr. S.-S. meinte, dass ich doch noch einmal eine Reise machen könnte. Auf der einen Seite reizte mich das sehr, auf der anderen wusste ich zunächst nicht, wo ich hinsollte. Mit dieser inneren Frage ging ich in eine Meditation – und sah plötzlich vor meinem inneren Auge ein uraltes Schwarz-Weiß-Foto, von dem ich sofort wusste, wo ich das schon gesehen hatte, wenn auch vor sehr vielen Jahren. Es stammte aus „Götter, Gräber und Gelehrte", das mir meine Eltern geschenkt hatten, als ich ungefähr zwölf oder dreizehn Jahre alt war.

Ich erinnere mich genau, dass ich damals beschloss, drei Orte aufzusuchen, „wenn ich mal groß bin": Kreta, um die Figur der Schlangenpriesterin zu sehen, Ägypten für die Pyramiden und das Pergamonmuseum in Berlin, um das Ischtar-Tor anzuschauen. Es hatte noch ein viertes wichtiges Foto gegeben, das mich gleichzeitig anzog und abstieß, ja sogar eine Art diffuser Angst auslöste. Es zeigte eine Art natürlichen, sehr großen Brunnen, überwuchert mit Pflanzen, und ich erinnerte mich dunkel gelesen zu haben, dass dort Menschen geopfert worden waren. Das Buch stand nach wie vor im Regal – also schlug ich nach und stellte fest: Es handelte sich um den Cenote Sagrado in Chichen Itza auf der Halbinsel Yukatan, Mexico.

Ich war wie elektrisiert. Es war sofort klar, dass ich dort hinmusste, und ich nahm die Organisation der Reise ohne weiteres Zögern in Angriff. Mein Bruder hatte mir zu Weihnachten eine Seereise schenken wollen, was sehr gut von ihm gemeint war, aber meine Sache nicht ist. Also fragte ich ihn, ob er mir stattdessen die Reise nach Mexiko finanzieren würde, was er gerne tat. Nach seinem O. K. nahm ich Kontakt zu Frau Sch. von meinem Online-Reisebüro auf, die mir die Reise in die Dominikanische Republik herausgesucht hatte – und innerhalb von ein paar Tagen war die Reise gebucht. Wirklich seeeehr last minute! So sehr, dass ich nur drei Hotels zur Auswahl hatte, die so kurzfristig ein Zimmer anbieten konnten.

Am 12.5.15 saß ich jedenfalls im Flieger nach Mexiko auf einem Premium-Economy-Platz, der mich die elf Stunden Flugzeit ganz gut hat überstehen lassen. Untergekommen war ich im Sensimar Riviera Maya, einem 5-Sterne-Hotel, die ich ihm nicht gegeben hätte, auch wenn die Zimmer wirklich sehr groß waren. Das Sensimar dort ist Teil eines riesigen Hotelkomplexes, der sich mehrere Kilometer am Meer entlang zieht, was einem zwar ermöglicht, in vielen verschiedenen Restaurants zu essen, aber darauf hätte ich gerne verzichtet, denn dort kochte man „amerikanisch", weil die Mehrheit der Gäste aus den Staaten kam. Zu dem Zeitpunkt waren im Sensimar nicht mehr als 30–40 deutsche Gäste, so dass die Zimmer anderweitig „aufgefüllt" wurden, und zwar vor allem mit Gästen von Hochzeitsgesellschaften. Denn es wurde dort pausenlos geheiratet, manchmal sah ich fünf Hochzeiten an einem Tag!

Das Hotel hatte auch sonst Mängel, wie Rohre, die quietschten, und drei Wochen lang einen wackelnden Klodeckel – aber das hätte mich alles nicht ernsthaft gestört. Wirklich schlimm war hingegen, dass man im Meer kaum schwimmen konnte, weil es eine Braunalgenplage gab, die dazu führte, dass jeden Morgen am Strand Berge dieser Pflanzen lagen, die dann ein paar Maya-Tagelöhner bei sengender Sonne in riesige Löcher am Strand verbuddelten. Schwimmen im Meer war an der Ostküste Yucatans zu diesem Zeitpunkt im Grunde nirgendwo angenehm, denn die Braunalgen sind hart und kratzen.

Das Phänomen ist dem Klimawandel geschuldet: Die Pflanzen kommen angeblich aus der Sargassosee und entwickeln sich so massig, wenn das Meer dort zu warm ist. Vor Kurzem habe ich aber eine andere Interpretation gelesen, die besagt, dass sie aus dem Süden kommen. Egal: Es hat auf jeden Fall etwas mit dem Klimawandel zu tun und wird den Urlaubsorten in der Karibik und in Mexiko noch viele Probleme bereiten.

Pools gab es zwar mehrere, aber sie waren über 30 Grad warm, weil die Amerikaner den halben Tag mit einem Drink in der Hand an der integrierten Pool-Bar im Wasser saßen und dabei natürlich nicht frieren sollten! Trotzdem blieb mir nichts anderes übrig, als in ihnen zu schwimmen, was ich vorzugsweise morgens um halb sieben oder sieben tat – bevor die „Bademeister" kübelweise gelbes Zeug zur Desinfektion ins Wasser warfen.

Aber egal – ich war schließlich dort, um nach Chichen Itza fahren zu können, das im Landesinneren liegt. Ich wandte mich also an das TUI-Team, vier wirklich sehr nette Leute, die mir jedoch auf der Suche nach einem Auto mit Fahrer nicht weiterhelfen konnten, da sie das als Angestellte der TUI nicht durften – und die TUI selbst wollte sage und schreibe 750 € für einen solchen Tagesausflug. Weitergeholfen hat mir dann die für uns Deutsche zuständige Concierge des Hotels, die mich zu einem Reisebüro im Haupthaus schickte. Dort wollte man immerhin „nur" 390 € für einen Tagesausflug mit Fahrer und Führer in Chichen Itza.

Mein Problem war, dass ich keine Ahnung hatte, was mir oder ob mit mir etwas passieren würde, wenn ich diesen Ort dann endlich erreicht hatte. Konnte ja sein, ich bekäme Atemprobleme oder einen Zusammenbruch und müsste schnellstens ins Hotel zurück – alles war möglich. Ich wollte einfach in der Lage sein, auf jeden Fall gut für mich zu sorgen, und das war nur mit eigenem Auto möglich.

Pünktlich um fünf Uhr morgens fuhren wir los. Mein Fahrer Manolo Jesus sprach ganz gut Englisch. Ich erklärte ihm meine Situation und er fand es überhaupt nicht seltsam, dass ich eine Pilgerreise zum Cenote Sagrado machen wollte. Wir unterhielten uns ganz lange auch über die Maya, deren Geschichte, ihre Situation heute und er begriff, dass ich viel darüber wusste. Kurz vor Chichen Itza machten wir Halt für einen Kaffee und er rief jemanden an. Da ich Italienisch spreche, konnte ich das Telefonat ganz gut verstehen. Er erklärte seinem Gesprächspartner, dass ich Krebs hätte und nach einer Führung durch Chichen Itza zum Cenote Sagrado wollte. Auf dem Rest der Fahrt erzählte mir Manolo, dass er jetzt einen Maya angerufen hätte, der in einem der Dörfer in der Umgebung leben würde und der sich Englisch selbst beigebracht hätte. Wie sich später herausstellte, sprach er fast akzentfrei mit einem exzellenten Wortschatz.

Um genau acht Uhr standen wir vor dem Eingangsbereich der Ausgrabungsstätte. Und es geschah das erste Wunder dieses Tages: Wolken zogen auf und Wind wehte! Das hatte ich mir wider jedes bessere Wissen gewünscht, denn man hatte mir gesagt, es könne bis zu 40 Grad oder mehr werden, und ich wusste nicht, wie ich das überstehen sollte. Die beiden Führer bestätigten mir, dass eine solche Wetterkonstellation für Chichen Itza höchst selten wäre.

Der junge Maya empfing uns am Eingang und während Manolo die Eintrittskarten kaufte, erzählte ich meinem Führer, wie es dazu gekommen war, dass ich hier war. Ich hatte sofort nach Verlassen des Autos das Gefühl, diesen Boden zu kennen. Ich möchte hier nicht weiter darauf eingehen, aber feststellen, dass ich mehrere Male in meinem Leben die Erfahrung gemacht hatte, Land zu „erkennen", wenn ich zum ersten Mal hinkam. In der Regel war das dann immer damit verbunden, dass es dort Menschen gab, die mich in irgendeiner Weise unterstützten.

Ich erfuhr bei diesem Gespräch, dass die Maya an Wiedergeburt glauben, was mir unbekannt war. Und dieser junge Maya wohl für Menschen wie mich dort war, denn er erzählte mir, am Tag vorher habe er einen jungen Amerikaner geführt, der mehrere Tage zur Meditation nach Chichen Itza gekommen sei. Es tat mir so unendlich gut, verstanden zu werden. Er gab mir sofort das Gefühl, in guter Begleitung zu sein. Er hatte auch keinerlei Zweifel an der Richtigkeit meines Tuns.

Zunächst aber erklärte er mir die Geschichte von Chichen Itza und die Zeit der Eroberung Mittelamerikas mit ihren Auswirkungen auf die indigene Bevölkerung, dann die Aspekte der großen Pyramide, deren Betrachtung starke Ängste in mir auslöste. Danach gingen wir zum Ballspielplatz, der ja der größte seiner Art in ganz Mexiko ist, wo ich die irritierende Erfahrung machte, dass ich die Reliefs immer erst „sehen" konnte, nachdem er mir erklärt hatte, was sie darstellten. Und nach wie vor ging Wind und einzelne große Wolken verdeckten immer wieder die Sonne, was mir den Rundgang sehr erleichterte.

Nach zwei Stunden, in denen ich noch lange nicht alles gesehen hatte, die aber genug für mich waren, verabschiedete er sich mit dem Satz: „I am very impressed by you and I will never forget you." Er war schon einige Meter weggelaufen, als ich plötzlich merkte, dass ich ja seinen Namen gar nicht wusste. Also rief ich ihm hinterher: „I don't even know your name!" Er war ganz irritiert, dass er sich nicht vorgestellt hatte, entschuldigte sich und sagte dann: „Jesus." Ich stand da und habe einfach nur gelächelt: Das Leben hatte mir einen Führer namens Jesus geschickt. Man hatte sich wirklich Mühe mit mir gegeben!

Inzwischen war es zehn Uhr, es wurde immer heißer. Manolo führte mich die Straße zum Cenote Sagrado entlang und suchte dort einen Platz für mich, der wenigstens etwas Baumschatten hatte. Ich setzte mich auf die Felsen dort und er ließ mich allein. Ich fing fast sofort haltlos an zu weinen. Es war eine ganz seltsame Atmosphäre. Inzwischen waren die Wolken weg. Im Cenote quakten Frösche, Vögel zwitscherten und flogen in den Cenote ein und aus. Kaum hatte ich mich gesetzt, erschien rechts und links je ein Leguan, die jeder in eine andere Richtung starrten und während der gesamten Zeit meines Aufenthalts dort regungslos verharrten. Es war eine sehr friedliche Stimmung.

Ich hatte vorher keinen Plan gehabt, was ich am Cenote tun wollte oder sollte. Es war zunächst einfach eine tiefe innere Erschütterung, die sich im starken Weinen äußerte, aber irgendwann sagte ich laut: „Ich bitte darum, mir das Leben zurückzugeben, das hier einst geopfert wurde." Wer auch immer das nun liest, mag darüber denken, was er will – für mich war das in jenem Moment meine Wahrheit und sie ist es bis heute geblieben. Für mich ist das der Moment, wo gewissermaßen der Schalter umgelegt wurde und es zurück in dieses Leben ging.

Ich saß vielleicht fünfzehn Minuten wie in einer Art Kokon. Bis auf einen Mann, der aber nach einem Blick auf mich auch ganz schnell wieder verschwand, saß ich dort vollkommen unbehelligt, obwohl überall sonst Touristen unterwegs waren. Irgendwann aber war ich leer geweint. Ganz plötzlich sah ich zwischen den Zweigen einen Vogel fliegen, wie ich noch nie einen gesehen hatte: gelb und türkis gefärbt mit zwei sehr langen geschwungenen Schwanzfedern. Mit Hilfe des Internets habe ich später herausgefunden, dass es sich um einen Blauscheitelmotmot handelte. Er flog nach kurzer Zeit weiter in Richtung Weg und ich betrachtete ihn als Zeichen, dass es vorbei war.

Ich nahm alles noch einmal in mich auf, das Licht, die Geräusche, die beiden Leguane, machte ein paar Fotos besonders von Letzteren, damit auch keiner sagen konnte, ich hätte das erfunden, bedankte mich für die Zeit, die man mir hier gewährt hatte, und ging dann zurück zu Manolo.

Auf dem Weg zurück zum Auto wusste ich: Ich hatte auf jeden Fall das Richtige getan. Wie auch immer es nun weitergehen würde.

Im Anschluss fuhren wir zu einem anderen Cenote, der als „Badeanstalt" ausgebaut war, dem Ik kil. Das 22 Grad warme Wasser war genau die Abkühlung, die ich brauchte. Den Ort zu beschreiben ist müßig, wer sich dafür interessiert, findet im Internet genug Fotos davon. Es war jedenfalls wunderschön.

Später fuhren wir noch nach Valladolid zum Essen und als ich am Abend wieder im Hotel ankam, hatte ich einen zutiefst zufriedenstellenden Tag hinter mir, wenn ich auch sehr erschöpft war. Aber ich wusste mit absoluter Sicherheit: Alles war gut so, wie es gewesen war.

Ich machte nur noch einen anderen Ausflug, dieses Mal mit einem Taxifahrer, und zwar nach Cobà. Diesen Ort wollte ich sehen, weil man dort die Pflanzen, die aus den Ruinen wuchsen, nicht entfernt hatte. Natürlich war ein Teil des Dschungels entfernt, aber im Großen und Ganzen spiegelt Cobà die „Auffindesituation". Außerdem gefiel mir, dass von dieser Ausgrabungsstätte ein ganzes Mayadorf lebt, weil sie Fahrräder verleihen oder Fahrradtaxis bereitstellen, was bei dem riesigen Gelände eine wirkliche Erleichterung ist. Mir jedenfalls hat es sehr geholfen.

Die restlichen Tage habe ich versucht, wirklich Urlaub zu machen und so wenig wie möglich an die Zukunft zu denken. Und das war gut so – denn beim letzten abendlichen Eincremen vor dem Rückflug stellte ich fest, dass die Knoten wieder gewachsen waren …

8.12.2018

Ich habe jetzt eine gute Stunde lang meine Tagebuchaufzeichnungen vom 9.6. bis 2.8.15 gelesen. Danach musste ich mich erst einmal etwas bewegen, denn ich fühlte mich gewissermaßen „erschlagen von mir selbst". Es war Kampf, fast schon Krieg, der da zwischen verschiedenen Anteilen meiner selbst in diesen zwei Monaten stattfand und ich muss gestehen: Ganz viel davon hatte ich in der Zwischenzeit verdrängt.

Zum einen gab es den Anteil, der daran geglaubt hatte, dass der Besuch von Chichen Itza zu einer Art Spontanheilung führen würde und der nun bitter enttäuscht war. Ich weiß, dass es diesen unverbesserlichen Optimisten in mir gibt, der manchmal wie erschlagen am Boden liegt, aber dann doch immer wieder aufsteht. In dieser Zeit aber gab auch er die Hoffnung auf.

Generell war „Enttäuschung" wieder ein wichtiges Thema. Immer das gleiche Lied: keine Partnerschaft, Beruf schwer, kein Erfolg, Familie als Klotz am Bein, usw. Das mündete dann oft in das Gefühl der Hoffnungslosigkeit – manchmal aber auch in eine Art Trotz. Am 12.7.2015 stellte ich mir die Frage, warum ich dieses Leben unbedingt fortführen wollte, und die Antwort war: „Ich glaube, es ist aus reinem Trotz. So nach dem Motto: Irgendetwas muss doch noch kommen! Irgendetwas, das rundum nur gut ist! Nicht nur mal kurz ein Urlaub."

Daran schloss sich eine „Wenn-ich-wissen-könnte-Übung" an, in der es um die Frage ging, warum mein Leben einfach nicht gut wird. Und die Antworten des Unterbewusstseins waren deprimierend:
weil ich es mir nicht gönne,
weil ich mich verachte,
weil ich denke, dass ich nichts begriffen habe,
weil mir ja immer nur Scheiße passiert,
weil es mir an Vertrauen in das Gute mangelt,
weil es mir so eingetrichtert wurde,
weil meine Eltern es nicht anders kannten,
weil das in meiner Familie immer so war.
Die Arbeit endete mit dem Satz: „Wenn ich wüsste, wie ich es schaffen könnte, das Gute in mein Leben zu lassen, würde ich sagen, ich müsste es willkommen heißen."

Wie wahr das war, konnte ich zu diesem Zeitpunkt nicht ermessen. Aus meiner heutigen Sicht aber kann ich erkennen, dass diese und ähnliche Arbeiten ganz wichtige Schritte zu der Erkenntnis waren, wie sehr ich mich immer noch selbst blockierte. Und das nach unzähligen Jahren unvorstellbar harter und unausgesetzter Arbeit an mir.

Auch dies war ein Teil meiner inneren Enttäuschung: Ich hatte fest an Arbeit geglaubt. War überzeugt, dass etwas schon gut werden würde, wenn ich nur lang genug daran arbeiten würde. Und in gewisser Weise denke ich immer noch so – nur die Überschriften sind heute anders. Da steht jetzt „Loslassen" oder „Gnade annehmen". Aber davon später …

Meine Untersuchungen zeigten, dass die Rezidive wuchsen, aber immerhin so verlangsamt, dass der Arzt zunächst von einer Chemotherapie absah und eine erneute Bestrahlung auch nicht stattfinden sollte.

Mein Leben war geprägt von fast pausenloser Angst. Ich hätte natürlich Antidepressiva nehmen können, aber das wollte ich auf keinen Fall. Es hätte mir das Gefühl gegeben, nicht ganz bei mir zu sein. Ich hatte jetzt so viele Jahre „nah an mir selbst" gelebt, dass ich mich lieber „aushalten" wollte, so wie ich eben war. Was ich mir allerdings erlaubte, waren hin und wieder vier Tropfen Doxepin, die mir eine Nacht guten Schlafes bescherten. Ich war dankbar, dass es dieses Mittel gab, wollte es aber nicht zur Gewohnheit werden lassen, da meine beiden Eltern ihre letzten Jahre ohne Tabletten auf keinen Fall schlafen konnten.

Sehr niedergeschlagen machte mich das Gefühl „nie wieder ein Leben zu haben", wie ich das nannte. Damit meinte ich, immer abhängig von Medikamenten, Arztbesuchen, Blutbefunden und was weiß ich noch alles zu sein. Abgesehen mal davon, wie lange mein Körper mit dem Krebs noch würde zurechtkommen können. Der Tod selbst machte mir dabei nicht so viel Angst, denn ich bin der Überzeugung, dass er nur ein Moment des Übergangs in eine andere Welt ist. Aber das **Sterben**, das war etwas ganz anderes! Die Angst davor, mir nicht mehr selbst vorstehen zu können, restlos auf andere angewiesen zu sein, vielleicht hilflos daliegen zu müssen. Das war eine furchtbare Vorstellung. Vor dem Ersticken hatte ich Gott sei Dank keine Angst, weil Dr. S.-S. mir erklärt hatte, dass es da Mittel gäbe, das zu verhindern. Auch hatte sie mir gesagt, dass die Ärzte heute legale Mittel haben, das Eintreten des Todes zu beschleunigen, wenn klar ist, dass Gesundung ausgeschlossen ist und der Patient das so wünscht. Das war also kein Thema – die Zeit davor schon!

Ein Teil von mir hatte aufgegeben, dass noch irgendwoher Hilfe kommen könnte. Am 19.7.2015 schrieb ich: „Woher soll ich das Gottvertrauen nehmen, dass aus irgendeiner Ecke Hilfe kommt? Dass meinem Körper die Führung zuteil wird, dass er es schafft, die Rezidive aufzuessen? Natürlich gibt es noch einen Rest Hoffnung darauf, aber ich merke auch, dass sie immer kleiner wird und es einen größer werdenden Anteil gibt, der sagt: Lass doch los! Was willst du denn noch hier? Was hält dich hier? Niemand braucht dich wirklich!" Als ich das heute Morgen las, dachte ich: Schau mal einer an! An einem versteckten Ort meines Gehirns wusste ich also, dass mein Körper eine „Führung" brauchte – keine Ahnung woher, aber am Ende war das ja dann die Lösung.

In diesem Zeitraum waren meine Affirmationen auch nicht mehr unterstützend. Der Anteil in mir, der an das Wunder glaubte, war fast bis zur Unauffindbarkeit geschrumpft. Irgendwann in jenen Wochen sagte Dr. S.: „Jetzt haben wir noch ca. drei Monate." Diesen Satz habe ich noch nicht einmal meinem Tagebuch anvertraut! Ich weiß aber, dass er gefallen ist, denn mein innerer Filmspeicher hat Bilder dazu. Heute weiß ich, dass auch fast der gesamte Freundeskreis und die Familie davon ausging, dass es keine Rettung mehr gab.

Am 31.7.2015 hatte ich die nächste Ultraschalluntersuchung bei Dr. S., die ergab, dass sich im Halsbereich die Metastasen so ausgebreitet hatten, dass der Arzt von einem „Nest" sprach. Dr. S. ließ sich in dem Moment allerdings wenig beeindrucken, denn es war ein neues Medikament namens Nivolumab zugelassen worden. Er war total euphorisiert – was ich aus seiner Sicht heute gut verstehe. Viele Jahre lang hatte es für Lungenkrebspatienten kein neues Medikament gegeben und für ihn war das wie eine Art Offenbarung.

Mir ging es erst einmal ganz schlecht damit. Warum? Das Medikament war nur an 271 Lungenkrebspatienten **weltweit** getestet worden. Zwanzig Prozent von ihnen hatten darauf angesprochen, manche hatten eine Lebensverlängerung von ca. vier Monaten erreicht und in einem der zwei Artikel, die ich im Internet darüber fand, stand: Einige wenige Patienten seien bei Abbruch der Studie nach achtzehn Monaten in Remission gewesen. Ich las das und sagte laut: „Und ich bin eine der wenigen." Ich erinnere mich ganz genau daran, obwohl es mal wieder nicht im Tagebuch steht. Da steht nur Gejammer und Verzweiflung. Aus meiner heutigen Sicht denke ich jedoch: Ich muss tatsächlich in diesem Moment die Entscheidung getroffen haben, mir von diesem Medikament helfen zu lassen, obwohl ich das erst einmal wieder verdrängte.

Denn die Entscheidung **für** die Behandlung zu treffen war noch einmal ein erbitterter innerer Kampf. Es musste ein Port gesetzt werden, weil meine Venen durch zwei Chemos und unzählige Blutuntersuchungen zerstört waren. Dazu musste ich ins Krankenhaus. Was, wenn das alles umsonst war? Die beschriebenen möglichen Nebenwirkungen waren beängstigend. Ich war zu Tode erschöpft, fühlte mich mit dieser Entscheidung restlos überfordert, Magen und Darm rebellierten unausgesetzt. Ich hatte außerdem das Gefühl, immer schlechter zu atmen. Es war einfach nur entsetzlich.

Das einzige Argument für Nivolumab war, dass es genau jetzt zugelassen worden war, wo ich es so dringend brauchte. Und natürlich meinten alle Freunde und mein Bruder, dass ich es unbedingt probieren müsse.

Stundenlang habe ich am „Entscheidungswochenende" mit meiner Freundin Irmtraud telefoniert, die versuchte, mir zu einer klaren Entscheidung zu verhelfen. Ihr habe ich auch geschildert, welche Anteile ich in mir selbst individuieren konnte, die zu diesem Zeitpunkt in mir gegeneinander kämpften:

- die Kämpferin, die nicht aufgeben kann.
- eine Persona, die zu Tode erschöpft ist und verzweifelt darüber, dass andere Teile nicht aufgeben können.
- die Träumerin in mir, die immer noch daran glaubt, dass das noch nicht alles gewesen sein kann.
- ein Teil, der wissen will, ob dieses Medikament nicht vielleicht doch genau im richtigen Moment für mich zugelassen worden ist.
- ein Teil, der sich fragt, warum ich mir das alles noch antue, wenn doch keine Heilung kommt.

Ich dachte wieder ganz viel über mein gesamtes Leben nach, meine Unzufriedenheit damit, meine Fehler, meine Enttäuschung, ja auch meine Verbitterung. Schlug mich mit der Frage herum, ob ich es in Anspruch nehmen durfte, dass meine Behandlung – wenn sie denn anschlug – im Jahr mehr als 100 000 € kosten würde. War das gesellschaftlich zu verantworten? Schrieb am 3.8.2015 aber auch wieder einen Rechts-links-Dialog, der folgendermaßen endete: „Wenn ich wissen könnte, wie ich in der Situation, in der ich bin, dahin kommen könnte, mich wirklich zu lieben, würde ich sagen, ich müsste meinen Wert an sich anerkennen und nicht auf meine Leistungen schauen.“ Darunter steht die Frage: „Und wie soll ich das hinkriegen?“

Am Ende entschied ich mich dafür, es mit Nivolumab zu versuchen. Mitte August bekam ich den Port gesetzt, das hieß zwei Tage im Krankenhaus bei über 30 Grad im Schatten, die Hölle! Immerhin gelang es mir, die Anästhesistin zu einer Vollnarkose zu überreden, denn ich sah mich außerstande, diesen Eingriff im „Dämmerschlaf“ zu überstehen. In diesem Fall hätte ich die Geräusche im OP gehört, eine schlimme Vorstellung für mich, weil ich von anderen kleinen Eingriffen weiß, dass ich diese Töne noch jahrelang innerlich höre. Die Leute haben keine Ahnung, was so etwas für eine Hochsensible bedeutet.

Das Krankenhaus entließ mich mit einem Röntgenbild, das ich sofort zu Dr. S. brachte und auf dem zu sehen war, dass mein Krebs jetzt im rechten Lungenflügel angekommen war. Als ich das heute Morgen in meinem

Tagebuch las, war ich komplett von den Socken. Ich hatte das vollkommen verdrängt! Die menschliche Natur ist manchmal wirklich erstaunlich. Es war einfach weg! Damals allerdings löste es einen entsetzlichen neuen Schub von Verzweiflung und dem Gefühl der Aussichtslosigkeit aus.

Trotzdem finde ich in all dem Chaos am 23.8.2015 den Eintrag: „Lust zum Schreiben hätte ich, wenn ich ein Buch mit dem Titel: ‚Ich schwamm dem Krebs davon‘ schreiben könnte. Dieser Titel fiel mir vorhin im Bett ein, wo ich mich schon wieder seit sechs Uhr herumgeworfen habe." Diese Eingebung hatte ich ebenso restlos vergessen! Manchmal ist so ein Tagebuch doch mehr als hilfreich.

Ein wichtiger Aspekt, der damals gerade wieder in den Vordergrund trat, war das Thema „Gnade". Meine Freundin Luisa machte mich darauf aufmerksam, dass die Gnade bei mir gar nicht wirken könne, weil ich immerzu etwas täte. Tatsächlich habe ich inzwischen viel darüber gelernt, dass Stillhalten und Atmen der Heilung sehr zuträglich ist, wie auch immer man dann das Zustandekommen benennen will. Mir jedenfalls hat in den Jahren seitdem das Meditieren des Wortes „Gnade" oder der Satz: „Ich empfange die Hilfe der Gnade" sehr geholfen.

Kaum war der Port halbwegs eingewachsen, sollte er am 25.8.2015 zum ersten Mal zum Einsatz kommen. Aber es ging nicht! Die Nadel blieb nicht drin. Die erste

Infusion von Nivolumab war eine echte Katastrophe. Dr. S. musste eine Vene suchen, was zwei Versuche verlangte. Die Zeit drängte, denn das Zeug kam gekühlt und musste innerhalb von einer Stunde im Körper sein, weswegen alle paar Minuten jemand kam und die Tropfen zählte, die pro Minute durch die Kanüle liefen. Alle waren total hektisch und aufgeregt, weil dieses Medikament schließlich über 5 000 € kostete und deshalb auf keinen Fall verfallen durfte.

Mein Port ist übrigens bis heute eine Herausforderung für die Ärzte. Er braucht eine spezielle Nadel, die riesig ist und immer irgendwie festgeklebt werden muss. Aber **mir** ist mein Port sehr recht, denn er ist rund und liegt so tief, dass er nicht auffällt und vor allem auch beim Schwimmen nicht stört.

Nun also begann die bange Zeit des Wartens auf den Effekt. Ich hatte sehr viel Angst vor den möglichen Nebenwirkungen, war nach wie vor sehr deprimiert und fand kaum noch zur Hoffnung auf Gesundung zurück.

Die Zeit bis zum ersten CT nach Beginn der Behandlung mit Nivolumab war voller Wechselbäder der Gefühle. Mit Argusaugen stand ich jeden Tag vor dem Spiegel und überprüfte den Zustand meines Halses: Waren die Metastasen kleiner geworden oder nicht? Nach einiger Zeit hatte ich den Eindruck, dass sie an- und abschwollen. Durch ein Telefonat mit einer Ärztin der Herstellerfirma nach einigen Wochen der Behandlung erfuhr ich, dass dies eine Realität war. Sie erklärte mir, man wisse noch nicht genau, **wie** das Immunsystem an den Tumoren arbeite. Es könne also sein, dass es an einer anderen Metastase arbeite und dass deshalb vielleicht die eine, die ich am Hals sehen kann, wieder anwächst. Für mich war es echt hilfreich, in meiner Wahrnehmung bestätigt zu werden.

Gerade fällt mir auf, dass ich noch gar nicht erklärt habe, was Nivolumab bewirkt. Wahrscheinlich, weil ich das medizinisch gar nicht wiedergeben kann. Also schreibe ich jetzt hier auf, was ich verstanden habe: Jede Krebszelle hat so eine Art „Wachposten" vor sich, der zum Immunsystem sagt: „Hier ist alles in Ordnung! Hier gibt es keinen Krebs!" Das Immunsystem glaubt diesem „Wachposten" und lässt die dahinterliegende Krebszelle in Ruhe. Nivolumab nun macht, dass der „Wachposten" wirkungslos wird, schaltet ihn also aus. Nun „sieht" das Immunsystem, dass hier Krebs vorhanden ist, und greift den Tumor an. Es isst die Krebszelle sozusagen auf und, wie mir meine Onkologin erklärte, scheidet sie über den Urin aus. Viel Wasser trinken ist daher wichtig!

Wer hier eine mehr wissenschaftliche Erklärung möchte: Am 22.1.2017 hat die Frankfurter Allgemeine Sonntagszeitung in Ausgabe Nr. 3, Seite 59, einen Artikel zum Erfinder von Nivolumab veröffentlicht, in dem auch beschrieben wird, wie das Medikament arbeitet. Ich finde es trotzdem immer noch schwer, die Funktionsweise zu begreifen.

Zurück zu meiner „Zustandsbeschreibung". In meinem Tagebuch sticht hervor, dass ich viel darum kämpfte, zur Ruhe zu kommen. Aus heutiger Sicht sage ich mir: Was habe ich da von mir verlangt? Noch immer war ja nicht klar, ob Nivolumab eine Überlebenschance für mich bedeutete. Ich schlief schlecht, nahm gelegentlich vier Tropfen Doxepin, um mal wieder eine Nacht der Erholung zu erleben. Ging in Konzerte, besuchte das Kino, Theater, Museen – meine üblichen Hilfsmittel eben. Drei Tage verbrachte ich auch in Köln, wo ich mich mal wieder heillos übernahm, weil ich viel zu viel sehen wollte. Aber es half, die „Wartezeit" zu überbrücken.

Psychisch treten in meinen Aufzeichnungen zwei Themen hervor. Zum einen, wie sehr mir – ich weiß gar nicht so recht, wie ich es ausdrücken soll – die Oberflächlichkeit dieser Welt auf die Nerven ging. In diesem schwebenden Zustand der Ungewissheit hatte ich große Schwierigkeiten damit, mir die Probleme anderer anzuhören, die mir geradezu lachhaft marginal vorkamen. Ich hatte ständig das Gefühl, dass sich meine Umgebung mit Dingen beschäftigte, an die man meines Erachtens keinerlei Gedanken verschwenden sollte.

Ich glaube, wer nie so klar wie ich vor der Frage stand: „Tod oder Leben?", kann sich gar nicht vorstellen, **wie unwichtig** vieles dadurch wird. Allein die Disziplin, die es erfordert, sein Leben weitestgehend so zu gestalten, als ob es noch ewig andauere, ist wohl für Gesunde nicht vorstellbar. Ich kann aus dieser Zeit heraus auch Menschen verstehen, die dann einfach aufgeben, sich ins Bett legen und nicht mehr aufstehen wollen.

Das zweite Thema war meine innere Größe. Ich wusste durchaus, dass es kaum eine zweite Angst gibt, die genauso groß ist wie die vor der eigenen Größe. Unzählige Nebenängste sind damit verbunden, wie dass wir dann ganz alleine dastehen, weil uns keiner mehr will. Dass wir es ja doch nicht schaffen, das in die Welt zu bringen, was wir könnten, wenn wir den Mut zu uns selbst hätten.

Tatsächlich beschäftigt mich, seit ich diesen Text schreibe, immer wieder die bange Frage: Und was, wenn es ein Erfolg wird? Was, wenn dann ganz viele Leute Hilfe von mir wollen, die ich ihnen gar nicht geben kann? Aber zum Glück habe ich inzwischen eine ganze Menge hinzugelernt und kann dem Angsthasen in mir ganz ruhig entgegnen: „Das wird sich dann finden. Warten wir doch einfach ab – es gibt immer eine Lösung."

Als Unterthema hierzu gehört, dass ich mich für die Affirmation „Ich bin jetzt wieder gesund" entschied. In einer Meditation stellte ich mir ein Gespräch mit Gott vor und er meinte, es müsse ein kurzer, prägnanter Satz sein. Nach einigen Fehlversuchen einigten wir uns auf den obenstehenden Satz. Da ich zunächst kein Gefühl mit der Affirmation verbinden konnte, versuchte ich es über einen Trick: Mehrmals täglich stellte ich mir vor, wie ich das zu einem anderen Menschen sagte, und diese Person freute sich dann in meiner Vorstellung riesig über diese Information. Der Reihe nach kamen alle Freunde und Bekannten dran.

Der Versuch klappte: Nach einigen Wochen stellte ich fest, dass der Satz zur inneren Wahrheit aufstieg, und wieder einige Zeit später war die Freude auch in mir. Damit war der Satz etabliert und half mir jedes Mal, wenn Zweifel und Ängste die Macht übernehmen wollten. Ich habe ihn wirklich wie ein Mantra täglich viele Male gedacht oder auch laut ausgesprochen.

Am 19.11.2015 fand das erste CT nach Einsetzen der Behandlung durch Nivolumab statt. Es zeigte, dass die Metastasen am Hals deutlich zurückgegangen waren, aber weiter unten in der Lunge tumorartige Gebilde waren, von denen der Arzt nicht genau sagen konnte, ob das auch Metastasen waren. Ich war also einesteils erleichtert, denn immerhin war eine deutliche Reaktion meines Körpers auf das Medikament durch das CT dokumentiert – aber die unklaren Gebilde verunsicherten mich natürlich.

Die kommenden Monate waren gekennzeichnet von einem quälenden Auf und Ab der Gefühle. Zum einen gab es die Hoffnung, dass doch noch alles gut werden könnte, zum anderen stand mein innerer Zweifler auf der Matte, der an das Wunder einer Genesung nicht glauben konnte. Verschiedene körperliche Probleme tauchten auf. Das Einfachste davon war noch, dass zeitweise mein Geschmackssinn nur noch „sauer" registrierte, was mein Körper aber nach einiger Zeit auf wundersame Weise wieder regelte. Darüber war ich zutiefst froh, weil ich doch so gerne koche und esse.

Dann wurden die Schilddrüsenwerte schlechter. Das war bedrohlich, denn einige Patienten müssen die Behandlung mit Nivolumab abbrechen, weil sie eine Schilddrüsenentzündung bekommen. Ich aber brauchte am Ende nur L-Thyroxin, wobei bis heute nicht klar ist, ob der Auslöser für die verminderte Arbeitsfähigkeit meiner Schilddrüse tatsächlich Nivolumab war oder ob es sich um eine verspätete Reaktion auf die zweite Bestrahlung handelte. Sehr schlimm für mich war allerdings, dass es Wochen dauerte, bis klar war, dass ich ohne Schilddrüsenhormon nicht auskommen würde, und in dieser Zeit nahm ich wieder mehrere Kilos zu. Da ich von Haus aus kein Leichtgewicht bin und ja schon aufgrund der Cortisonbehandlung zugenommen hatte, war ich darüber todunglücklich.

Im Januar 2016 bekam ich die schwerste Bronchitis seit mindestens zwanzig Jahren. Es ging mir körperlich so schlecht, dass ich nicht mehr essen wollte – und das will bei mir etwas heißen! Natürlich kam dann noch eine Sinusitis hinzu und trotz Antibiotikum schlug ich mich wochenlang damit herum. Auch seelisch belastete mich diese Erkrankung sehr, weil ich nicht wusste, ob diese schwere Grippe bedeutete, dass mein Immunsystem durch Nivolumab so gefordert wurde, dass es sozusagen für den „Rest" keine Ressourcen mehr hatte. Es war in jeder Hinsicht eine quälende Zeit, denn ich genas erst nach gut fünf Wochen.

Aber der Teil in mir, der das Ziel hatte, „alles gut werden zu lassen", arbeitete im Untergrund ebenfalls unverdrossen weiter. Ende Januar schrieb ich auf, dass ich **vor** meiner Bronchitis zwei „Neujahrsentscheidungen" getroffen hatte, die ich zunächst „vergessen" hatte festzuhalten:
Ich entscheide mich dafür, wieder gesund zu sein.
Ich entscheide mich dafür, in diesem Leben noch alles haben zu können: Liebe, also wahre Liebe, Reichtum, Erfolg und Gesundheit.

So etwas ging dann erst mal wieder unter, aber es muss eine Abteilung in meinem Gehirn geben, die dafür ein Archiv hat, sonst wäre es mir ja nicht wieder eingefallen!

Anfang Februar 2016 fand das nächste CT statt. Ergebnis: Alle Tumore, auch die zwei unten in der Lunge, hatten sich weiter zurückgebildet. Damit war nun klar, dass es sich hierbei ebenfalls um Metastasen handelte, die allerdings jetzt auf die Behandlung ansprachen. Im Grunde ein tolles Ergebnis, aber ich konnte es nicht so recht genießen, weil Dr. S. wollte, dass die Dosierung von L-Thyroxin erhöht werden sollte und meine Homöopathin strikt dagegen war. Ich musste also mal wieder eine Entscheidung treffen und hatte das total satt. Am Ende nahm ich mehr Schilddrüsenhormone, da ansonsten eine erneute Gewichtszunahme drohte.

Zwei Akte der Hoffnung fanden auch noch Anfang 2016 statt:
Ich trat in den Schwimmclub ein, hoffend, dass ich dann noch häufiger schwimmen gehe. Nach dem Motto: Es ist ja schon bezahlt. Dies hat sich bewahrheitet: Bis heute schwimme ich mindestens zweimal pro Woche, meist 1 300 Meter, wenn es mir zu kalt wird, auch einmal weniger. Oberstes Gebot ist: Es muss mir gutgehen damit!
Ich kaufte eine neue Couchgarnitur. Das war im Prinzip kein Luxus, denn die vorhandene war über 35 Jahre alt. Aber es erforderte schon Mut und die tatkräftige Unterstützung meiner Freundin Irmtraud, diesen Schritt in dieser Situation zu tun. Es war eine Investition in die

Zukunft in meiner absoluten Lieblingsfarbe Petrol. Ich habe den Kauf bis heute noch keine Sekunde bereut.

Ende März trug mir eine junge Frau, der ich zu diesem Zeitpunkt auf ehrenamtlicher Basis Therapiestunden gab, ein amerikanisches Buch ins Haus, dessen Englisch ihr zu schwierig war. Es stellte sich heraus, dass es gechannelt war. Diese Bücher haben meist eine altertümliche Sprache, was mir die Lektüre so erschwerte, dass ich die deutsche Ausgabe kaufte. Im Deutschen sind es zwei Bände: Esther & Jerry Hicks: „Wünschen und bekommen" sowie „Wunscherfüllung – Die 22 Methoden". Hierin hat mich einiges angesprochen und eingedenk meiner im Januar getroffenen Entscheidung habe ich mich wochen-, nein, monatelang mit den Übungen beschäftigt. Ich erwähne diese beiden Bücher, weil ich aus heutiger Sicht denke, dass ihre Lektüre den Beginn eines tiefgreifenden inneren Wandlungsprozesses markiert, in dessen Verlauf sich mein Denken massiv veränderte.

Tatsächlich versuchte ich mich der Reihe nach an sämtlichen Übungen aus dem zweiten Band. Dabei stellte ich fest, dass es mir immer noch schwerfiel, mir vorzustellen, dass alles gut werden könnte und ich noch an einen Punkt käme, wo ich mit meinem Leben zufrieden wäre. Ich hatte damit einfach keinerlei Erfahrung.

Ich lernte auf diese Weise mehr über meine Wünsche. Reisen stand da sehr im Vordergrund. Es gibt so vieles auf der Welt, das ich noch nicht gesehen habe und was man auch bei eingeschränkter Atemkapazität besuchen kann. Es muss ja nicht der Himalaja sein – auch wenn mich der tatsächlich sehr interessieren würde. Im Fernsehen schaue ich mir jeden Film darüber an, aber hier heißt es: Schuster, bleib bei deinen Leisten!

Mein absolut größter Wunsch, der bei diesen Übungen zu Tage trat, war der nach einem eigenen Haus. Einem Bungalow, damit ich keine Treppen steigen muss. Im ersten Moment dachte ich: „Jetzt hast du total den Verstand verloren. Wie sollst du zu einem eigenen Haus kommen?" Bis heute jedoch ist dieser Wunsch lebendig geblieben und ich habe mich so lange und intensiv damit beschäftigt, dass ich inzwischen das Gefühl habe: Das Leben wird es irgendwie richten. Ich weiß nicht wie, auch nicht wann – aber es wird sein.

Das Wichtigste an diesen Übungen war, dass sie ganz allgemein meine Hoffnung auf Besserung verstärkten –

und damit auch die, meine Gesundheit wiederzuerlangen. Es gab eine Reihe von negativen Ereignissen, auf die ich an dieser Stelle gar nicht eingehen will, doch diese hielten mich nicht von meinem Ziel ab.

Am 9.5.2016 war das nächste CT, ein knappes Jahr nach Chichen Itza. Es zeigte, dass fast keine Metastasen mehr vorhanden waren. Welch ein Erfolg! Eigentlich unfassbar, nachdem man mir doch gesagt hatte, dass mein Leben bald ein Ende hätte! Ich fasste es als ein besonderes Geschenk auf, das auf Gnade beruhte. Vor vielen Jahren hat einmal eine Klientin gesagt: „Gnade ist etwas, das einem gewährt wird, ohne dass man etwas dafür tun muss." Eine bessere Definition dieses Wortes habe ich bislang nicht gefunden. Denn sie trifft den Kern: Man kann oder braucht sich Gnade nicht verdienen, sie ist eine göttliche Gabe.

In der Folge davon kamen zum ersten Mal Gedanken wie: „Ich bin stolz auf mich." Denn ohne meine Bereitschaft, ständig an mir zu arbeiten und meinen Glauben an das Wunder für mich zu stärken, wäre es wohl nicht gegangen, weil die Bereitschaft zum Empfangen gefehlt hätte. Wir müssen uns für Gnade nämlich öffnen, sonst kann sie nicht zu uns kommen.

Das nächste CT Anfang August 2016 zeigte zwar im rechten Lungenflügel noch einen Rest, den Dr. S. für Narbengewebe hielt, aber ansonsten war ich frei von Metastasen. Hurra! Und immer wieder bekam ich in der Praxis zu hören, dass nur bei mir so eine stetige Heilung zu beobachten sei, dass nur ich so lange schon mit dem Medikament zurecht käme usw. Dr. S. stellte mir eine vierwöchige Pause für einen langen Urlaub in Aussicht. Danach sollten die Infusionen in dreiwöchigem Abstand stattfinden, was eine Erleichterung sein würde. Nicht nur zeitlich gesehen, sondern auch psychisch, denn jeder Aufenthalt in der Praxis bedeutet ja auch die Konfrontation mit anderen Kranken.

Zunächst also ging es in den Urlaub. Schon nach dem CT im Mai hatte ich angefangen, mich auf diese Reise vorzubereiten, denn ich wusste: War das CT im August in Ordnung, musste es schnell gehen. Das Ziel war von Anfang an klar: Kreta. Viele Jahre war ich regelmäßig auf die Insel geflogen, die eine Art innere Heimat für mich ist. Ich bin von ihrer Landschaft jedes Mal von Neuem begeistert und die Menschen dort liegen mir. Mein letzter Aufenthalt vor meiner Krankheit war 2011 gewesen und ich hatte das Gefühl, es sei Zeit, mal wieder „nach Hause" zu gehen.

In Vorbereitung darauf hatte ich monatelang das Internet nach Studios durchforstet. Ich wollte zuerst in den Westen der Insel, den ich als einzigen Teil noch gar nicht kannte, dann in den Süden, wo es in der Regel bis Ende Oktober warm bleibt. Meine endlose Geduld bei der Suche wurde schließlich belohnt: Ich fand ein Studio in einer einsam gelegenen Bucht an der Nordküste. Und nein, ich werde den Namen hier nicht verraten, denn die Zimmer und Studios dort sind sowieso fast immer ausgebucht. Im Süden entschied ich mich am Ende für

Plakias, wo ich ein Studio in einem Privathaus entdeckt hatte.

Zuerst buchte ich den Flug, denn die Condor tat mir den Gefallen, genau zum richtigen Zeitpunkt ihre „Eintagsfliegen" ins Internet zu stellen, und da ist Heraklion immer dabei. In der Folge gelang es mir, die beiden gewünschten Studios zu bekommen, und am 15.9.2016 konnte es losgehen.

Vorher aber nahm ich noch Abschied von Frau Dr. S.-S. Wir hatten ein paar Stunden des zweiten Kassenkontingents für Notfälle übrig gelassen, wovon ich zwei während des Jahres in Anspruch genommen hatte, um über meine Fortschritte zu berichten. Nun wollte ich ihr für ihren Beistand danken und ihr Fazit zu unserer gemeinsamen Arbeit hören.

Frau Dr. S.-S. hat eine unüberbietbare Begabung, die Dinge in ein bis zwei Sätzen auf den Punkt zu bringen, die ich im Laufe unserer gemeinsamen Zeit außerordentlich schätzte. Es gelang ihr mit ihren Aussagen oft, mit meinem eigenen inneren Wächter in Kontakt zu treten, der dann klar wusste: Genauso ist es. Gleichzeitig verfügte sie über hervorragende medizinische Kenntnisse, war immer auf dem allerletzten Stand, was die Behandlung von Krebs angeht, und das war mir natürlich oft eine große Hilfe gewesen.

In dieser letzten Stunde lobte sie mich vor allem dafür, dass ich bei der Lungenentzündung nicht aufgegeben habe und meinen Atem weiter trainierte, sobald es mir möglich war. Ganz generell hob sie meine Disziplin hervor, auch was mein Denken und meine Affirmationen anging, aber vor allem anderen unterstrich sie meinen Mut, meiner Mutter adieu zu sagen. Sie hat noch einmal hervorgehoben, wie selten es ist, dass ein Krebspatient so etwas schafft, obwohl es bei vielen ein Thema sei, eine grundsätzliche Änderung in ihrem Leben herbeizuführen.

Am Ende fragte ich sie, ob sie wissen wolle, wie es mit mir weitergeht, und wir sind so verblieben, dass ich ihr ein Mal im Jahr schreibe, was ich erlebt habe. Sie schickt mir immer eine kurze Resonanz und darüber freue ich mich.

Vor der Abreise nach Kreta schloss ich ein Tagebuch ab, das am 6.9.2015 begonnen hatte, also zu einer Zeit, in der noch alles offen war. Mir fällt beim Lesen auf, dass ich es tief innerlich nicht wirklich fassen konnte, es geschafft zu haben. Ich zitiere: „Tatsächlich fällt es mir immer noch schwer, von meiner ‚Heilung‘ zu sprechen. Mein Kopf hat verstanden, dass diese für den Moment zumindest geschehen ist und er weiß, dass dies ein Wunder ist, denn ich bin die einzige Patientin von Dr. S., die es bis dahin gebracht hat!!! Am Dienstag hat er mir auch das Gutachten der Klinik gezeigt und da steht schwarz auf weiß: keine auffälligen Lymphknoten und der Rest im rechten Lungenflügel wird darin offiziell zu Narbengewebe erklärt. Damit ist es amtlich: Alle Metastasen sind weg!

Ich habe also meine Heilung wirklich gewollt, habe die göttliche Hilfe zugelassen und habe es zu Ende gebracht. Es ist wichtig, das zu sehen, weil ich ja oft das Gefühl habe, es am Ende doch nicht zu schaffen. Und das ist dieses Mal anders. Ich habe also einen großen Schritt in Richtung meiner seelischen Heilung getan. NUR: Ich kann es noch nicht fühlen! Dafür brauche ich noch Zeit. Ich darf da nicht zu viel verlangen, muss Geduld mit mir haben. Und mir vor allem erlauben, dass es weiterhin immer noch besser werden darf."

Diese innere Erlaubnis zur Veränderung gehört zum Wichtigsten überhaupt, egal ob es sich um einen „normalen" psychischen Prozess handelt oder um die Bearbeitung einer körperlichen Krankheit. Wir alle haben Anteile im Unterbewusstsein oder auch im Unbewussten, die unablässig darauf achten, dass sich auf gar keinen Fall etwas ändert. Chuck Spezzano hat diese unter dem Begriff „Ego" zusammengefasst und ich habe das von ihm übernommen, weil das Wort so kurz und prägnant ist. Das Ego bleibt immer ca. 5–7 Jahre jung, die Zeit, in der es sich passend zur damaligen Lebenssituation konstituiert hat. Eine Situation wie eine Krebserkrankung ist aber in dieser Lebenszeit in der Regel nicht vorgesehen. Wollen wir also unserem jeweiligen Alter gemäß reagieren, müssen wir ganz andere Wege gehen. Und um das tun zu können, ist die innere Erlaubnis, die gewohnten Pfade zu verlassen, von existentieller Wichtigkeit.

Auf Kreta ging es mir dreieinhalb Wochen lang richtig gut. Das Wetter spielte im Nordwesten nur teilweise mit, aber in Plakias war es bis zum Ende warm. Der Meltemi, ein unangenehm heulender Wind, der von den Bergen herunterrast, verebbte Gott sei Dank wenige Tage nach meiner Ankunft dort.

Ich habe meine vielen Ausflüge über die Insel allesamt genossen. Sah zum ersten Mal Falassarna und Elafonissi, fuhr auch auf das Omalos-Plateau, von dem aus die Wanderer in die Samaria-Schlucht einsteigen. Diese Wanderung ist natürlich für jemanden mit einer Atembehinderung unmöglich, aber ich habe einfach die Fahrt ins Gebirge genossen und von Omalos an die Weiterfahrt nach Drakona, wo ich eine besonders urige Taverne aufsuchen wollte.

Auf Kreta Auto zu fahren macht nur Spaß, wenn man Freude an Kurven hat – sonst sollte man besser zu Hause bleiben. Und ich liebe es, diese Kurven zu fahren, wo man nach jeder Biegung eine andere Aussicht hat. Möglichst noch mit einer Hand – so ganz entspannt im Hier und Jetzt. Gegen Ende des Aufenthalts nahm ich daher die steilste Gebirgsstraße Kretas in Angriff und fuhr in der Nähe von Frangokastello hoch zur Kallikratis-Schlucht, was mir atemberaubende Ausblicke bescherte.

Zum krönenden Abschluss wurde mir noch ein besonderer Wunsch erfüllt: Kreta vom Meer aus zu sehen. Nach mehreren vergeblichen Anläufen gelang es mir am Sonntag vor der Abreise doch noch, an einem Schiffsausflug nach Westen teilzunehmen, in dessen Verlauf wir Chora Sfakion passierten, in der Marmara-Bucht zum Baden hielten und dann Finnix oder auch Finnikas anliefen, wo Paulus vor 2 000 Jahren nicht an Land gehen konnte. Wir aber schon! Das Baden hat in diesem natürlichen Hafen jedoch wenig Spaß gemacht, da hier vom Meeresboden kalte Quellen aufsteigen.

Als letzten Stopp besuchten wir Loutro, zu dem noch immer keine Straße führt. Trotzdem war der Ort stark frequentiert – im Oktober! Möchte nicht wissen, wie das im Sommer ist. Nein, das brauchte ich nicht, aber es war gut zu wissen, dass ich nichts verpasst hatte. Dieser Tag war wirklich das Sahnehäubchen auf einem insgesamt aufbauenden und erholsamen Urlaub. Gestärkt trat ich die Rückreise an, die dann allerdings aufgrund eines unsagbaren Chaos am Flughafen Heraklion wenig erfreulich war.

Bis Weihnachten plätscherte mein Leben danach so vor sich hin. Es gab kleinere Widerstände, aber nichts Gravierendes. Anfang Dezember 2016 fand das nächste CT statt – alles gut! Ab diesem Zeitpunkt wuchs die Sicherheit in mir, dass ich es schaffen könnte, den Krebs endgültig zu überwinden. Dies hatte zur Folge, dass ich viel darüber nachdachte, was ich in meinem Leben noch ändern und was davon ich zuerst in Angriff nehmen wollte.

Mit Beginn des Jahres 2017 kam eine erstaunliche Bewegung in mein Leben. Aus meiner heutigen Sicht war es ein „Wechseljahr". Ich versuche, es der Reihe nach aufzudröseln.

Als Erstes buchte ich im Januar einen Flug für Mai nach Aberdeen. Ich hatte einen Großcousin in Schottland, den ich erst wenige Jahre zuvor kennengelernt hatte, weil mein Vater mir verschwiegen hatte, dass es in GB noch Verwandtschaft gab. David hatte mich mehrfach eingeladen und ich dachte, eine Woche bei ihm und seiner Frau zu verbringen, würde mir zumindest einen ersten Eindruck von Schottland vermitteln, wohin ich schon immer mal hatte reisen wollen.

Ab Mitte Januar liefen zwei sehr tiefgreifende Veränderungen über Monate hin parallel. Die eine Geschichte möchte ich hier aus persönlichen Gründen im Verhältnis zum wahren Ausmaß nur sehr kurz abhandeln.

Meine langjährige Freundin Irmtraud wurde im Januar 2017 fünfundsechzig Jahre alt. Sie lebt viele Kilometer von mir entfernt, aber es war uns gelungen, über mehr als 40 Jahre hauptsächlich per Telefon unsere Freundschaft intensiv zu pflegen. Anlässlich dieses besonderen Geburtstages, der auch groß gefeiert werden sollte, hatte ich das Gefühl, eine Rede schreiben zu sollen. Während ich das tat, weinte ich ununterbrochen. Es irritierte mich jedes Mal aufs Neue, aber ich glaubte, dass einfach die schweren Zeiten, die wir zusammen durchgestanden hatten, noch einmal ihren Tribut forderten. Ich brauchte unzählige Papiertaschentücher, bis diese Rede geschrieben und geübt war. Trotzdem – ich konnte eigentlich nicht verstehen, was da in mir ablief.

Die Geburtstagsfeier fand dann unter schwierigen Bedingungen statt, da es kurz zuvor einen Trauerfall in der Familie gegeben hatte. Zwei Tage danach kam es zu einer Auseinandersetzung zwischen meiner Freundin und mir, weil ich etwas nicht tun wollte, was sie von mir erwartete. Am Ende ihrer Begründung für ihre Erwartungshaltung schaute sie an mir vorbei an die Wand und sagte: „Für dich ist hier einfach kein Platz mehr." Kaum war der Satz ausgesprochen, klingelte das Telefon und sie führte ein langes Gespräch.

Ich saß da und hatte das Gefühl, einen Dolchstoß ins Herz bekommen zu haben. Ich bekam kaum noch Luft, schwankte zwischen Erstarrung und Entsetzen. Es brach wirklich eine Welt in mir zusammen. Tränen schossen mir in die Augen – gleichzeitig kämpfte ich darum, irgendwie meine Selbstbeherrschung aufrechtzuerhalten. Für mich war das die Wiederholung einer Situation, die ich mit sechs Jahren erlebt hatte, als man mich von heute auf morgen ins Internat schickte. Mehr möchte ich darüber an dieser Stelle nicht sagen.

Nach ihrem Telefonat brachte ich es immerhin fertig, sie zu fragen, warum sie es bräuchte, mich so zu verletzen. Die Antworten waren alle möglichen Ausflüchte, die mich nur noch weiter verstörten. Aus heutiger Sicht weiß ich, dass ich den oben zitierten Satz hätte wiederholen müssen. Es stellte sich später heraus, dass sie ihn verdrängt hatte, was ihr das Telefonat möglich gemacht hatte. Wir führten dann zwar noch zwei Gespräche zum gleichen Thema, aber etwas in mir war zerstört und ließ sich nicht mehr reparieren.

In der Folge habe ich mich vier Monate mit der Entscheidung herumgequält, ob ich diese Freundschaft beenden darf, weil Irmtraud während all der Jahre und besonders während meiner Krankheit der Fels in der Brandung meines Lebens gewesen war und ich ihr zutiefst dankbar war. Ich war immer sicher gewesen, mich hundertprozentig auf sie verlassen zu können, aber ich musste mir eingestehen, dass dieses Gefühl nun verschwunden war. Und ich bin keine Frau für halbe Sachen, was ich ihr auch in einem unserer Gespräche gesagt hatte.

Während dieses langen Entscheidungsprozesses merkte ich, dass ich mir schon jahrelang viele Ereignisse schöngeredet hatte, und nach wirklich entsetzlichen inneren Qualen kam ich zu dem Schluss, dass sie ganz einfach die Wahrheit gesagt hatte: Für mich war kein Platz mehr in ihrem Haus!

So schmerzlich diese Erkenntnis war, brachte sie mir doch inneren Frieden und gab mir die Kraft, im April 2017 diese Freundschaft als einen Akt der Selbstliebe zu beenden. Nachdem ich die Entscheidung gefällt hatte, habe ich sie noch keinen Tag bereut. Und was die Tränen während des Schreibens der Rede angeht, denke ich heute: Ich muss an einer versteckten Stelle meines Seins etwas über die kommenden Ereignisse gewusst haben – eine andere Erklärung gibt es nicht.

Parallel dazu lief ein vollkommen anderer Prozess. Bei meinen „Neujahrsentscheidungen" war ich zu dem Schluss gekommen, dass sich in Bezug auf Geld und Erfolg noch etwas Grundlegendes in meiner Denkweise ändern musste.

In meiner Familie gab es ein Mangelthema, das interessanterweise sogar in meinem Geburtshoroskop abgebildet ist. Obwohl wir nie echten Mangel litten, tat besonders mein Vater gerne so, als hätten wir das Brot über Nacht nicht.

Schon Jahre zuvor war mir aufgefallen, dass ich immer wieder den Satz sagte: „Ich habe nie Geld." Eines Tages ging mir auf, dass meine Freundin Gerlinde dagegen ständig sagte: „Ich habe immer Geld." – Was der Wahrheit entsprach. Schön, dachte ich, das probiere ich jetzt auch mal.

Damals machte ich meine erste Erfahrung mit Glaubenssätzen, denn nachdem ich mich für den Satz „Ich habe jetzt immer genug Geld" entschieden hatte, sanierte sich mein Konto innerhalb von Monaten wie von Geisterhand und nie wieder danach habe ich es auch nur für einen Cent überzogen. Aber ich hatte mich noch nicht für die Fülle entschieden und kam deshalb über einen gewissen Etat nicht hinaus.

Das alles ging mir Anfang Januar 2017 im Kopf herum, als ich durch Chucks Januarbrief auf einen Online-Kongress zum Thema „Liebesrevolution" aufmerksam wurde. Der sagte mir bis auf ein Interview zum Thema „Hochsensibilität" zwar nur wenig zu, aber durch ihn erfuhr ich von einem anderen Kongress mit dem Titel „Finanzielle Fülle". Der war dann das Richtige für mich. Ich schaffte es zwar nicht, mir alle Interviews anzuhören, weil sie immer nur für 24 Stunden freigeschaltet waren, aber ich denke, dass ich die für mich wichtigen erwischt habe.

Während des Zuhörens wurde mir ständig klarer, wie sehr ich mir immer noch durch mein eigenes Denken Grenzen setzte. Ich probierte alles Mögliche aus, manches erheiterte mich, wie der „Geldmagnet": Ich tat 8,88 € in ein Portemonnaie, das als Symbol für zukünftige Einnahmen dienen sollte. Sobald man genug hat, soll man daraus 88,88 € machen, usw. Man soll dann dieses Geld nie wieder ausgeben. Diese Börse liegt immer noch bei mir aus und gelegentlich streichle ich lächelnd darüber, weil sich ja wirklich so viel getan hat, seit sie da liegt.

Eine der Coachs, die sich interviewen ließen, brüstete sich damit, dass sie in kürzester Zeit erkennen könne, wo die Blockade bei einem Klienten liege, was also verhindere, dass diese Person finanzielle Fülle anziehen kann. Diese Dame bot kostenlose Termine für 20 Minuten an und ich beschloss, das auszuprobieren. Vielleicht konnte sie mir ja tatsächlich den richtigen Hinweis geben.

Das Telefonat war in der Tat sehr erhellend. Sie steckte mit mir meine Ziele ab, die da waren: drei bis vier Klienten, eine kleine Gruppe und ich wollte einen Blog zu meiner Krankheit schreiben. Besonders der letzte Punkt löste ein Gefühl wahrer Euphorie in mir aus. Ganz plötzlich durchlief mich Freude in einem Ausmaß, wie ich es sehr lange nicht oder vielleicht auch noch nie gefühlt hatte. Danach kamen wir zum Knackpunkt: Was war es, was mich blockierte? Sie nahm sich ein oder auch zwei Minuten Zeit, sich zu konzentrieren, und sagte dann: „Selbsthass." Das machte mir Sinn. Sie meinte dann noch, dass ich das nicht alleine lösen könne, sie böte mir einen Telefontermin zum Sonderpreis von 600 € an. Ich sagte, darüber würde ich nachdenken, und beendete das Gespräch.

Luisa nannte später den geforderten Betrag „obszön". Das wäre mir nicht eingefallen, aber ich fand es zutreffend. Sie meinte auch, dass ich da schon viel weiter wäre als gedacht – und so versuchte ich es zunächst auf meine Weise, wobei dann ganz schnell aus allen möglichen Ecken weitere Unterstützung kam.

Zum Beispiel lud mich meine Freundin Rada zu einem Workshop mit Thomas Young ein. Thema: „7 Generationen – Klärung der Familiengeschichte". In seinem Werbetext steht: „Bereiten Sie sich auf eine tiefe Wandlung vor!" Recht hat der Mann. Selten habe ich einen Workshop erlebt, in dem wirklich alle Anwesenden mit einer außerordentlichen Konzentration arbeiteten – für zwei Stunden ohne Pause. Irgendwie waren wir außerhalb der Zeit. Es kam uns allen viel kürzer vor. Ich kann den genauen Ablauf hier unmöglich schildern. Wer sich durch den o. g. Titel angesprochen fühlt, kann Thomas Young im Internet finden. Er tourt immer wieder auch durch Deutschland, so dass sich ein Termin finden lässt, wenn man ihn wirklich braucht. Ich war Rada unendlich dankbar, dass sie mich mitgenommen hatte, denn ich kannte diesen „Herzenslehrer" vorher nicht.

Als Nächstes kam ich in näheren Kontakt mit Katja W. Ich hatte im November angefangen, für ihr Projekt „Von Ich zu Ich" ehrenamtlich eine Mädchengruppe anzubieten. Die Mädchen waren zwar noch ein wenig jung für das, was ich anbieten wollte, aber am Ende konnte ich ihnen mehr vermitteln, als ich gedacht hatte.

Im Januar trafen wir uns, um uns etwas besser kennenzulernen und etwaige weitere Ziele abzustecken. Am Ende des Gesprächs kamen wir überein, jeweils mit der anderen zu arbeiten. Ich hatte eine Klientin! Hurra! In der „Rückrunde" im Februar, einem Termin, an dem ich eigentlich noch ein Thema zu meiner Familie klären wollte, merkte ich, dass ich zu meiner Familie endgültig genug gearbeitet hatte. Ich ging mit dem Fazit nach Hause: „Ab jetzt gehe ich meinen Weg der Freude und Fülle." Den schrieb ich mit einem rosa Edding-Stift auf eine schöne Karte und befestigte sie am Steckbrett in der Küche, wo sie noch heute ist.

Abschließend zum „Finanzielle Fülle"-Kongress möchte ich noch auf einen Satz hinweisen, den Dr. Petra Dörre vorstellte: „Mit jedem Tag geht es mir finanziell immer besser." Ich habe inzwischen in einem anderen Buch gelesen, dass dieser Satz ursprünglich hieß: „Mit jedem Tag geht es mir in jeder Hinsicht immer besser und besser." Und mit dieser Formulierung hängt er ebenfalls an meinem Steckbrett. Er stammt angeblich von einem französischen Apotheker, der diesen Satz kreierte, nachdem er festgestellt hatte, dass die Kunden, denen er ein Medikament mit der Bemerkung „Das wird Ihnen bestimmt helfen" nach Hause geschickt hatte, immer sehr viel erfolgreicher bei ihrer Heilung waren als die, denen er den Satz nicht mit auf den Weg gegeben hatte.

Als letzten Referenten will ich Kurt Tepperwein erwähnen. Ein Mann, der umstritten ist, der aber meiner Ansicht nach die Gabe hat, die Dinge auf den kürzestmöglichen Punkt zu bringen. Von ihm gibt es mehrere Vorträge bei Youtube, so dass jeder, der interessiert ist, sich kostenlos ein Bild davon machen kann, ob Tepperweins Gedankengut ihn anspricht.

31.1.2019

Ich habe jetzt im darauffolgenden Tagebuch nur die Texte gelesen, die ich im März 2017 geschrieben habe, und bin dabei etwas atemlos geworden. Ich habe gearbeitet wie ein Weltmeister! Bin das Thema „Selbsthass" wirklich von allen Seiten angegangen. Habe unzählige „Wenn-ich-wissen-könnte-Übungen" gemacht. Eine Technik, die ich neu durch den Fülle-Kongress kennengelernt hatte, habe ich auch ausprobiert. Das muss ich jetzt noch erwähnen. Sie basiert auf einem Buch von Tsültrim Allione mit dem Titel: „Den Dämonen Nahrung geben. Buddhistische Techniken zur Konfliktlösung".

Die Übung ist in fünf Schritte aufgeteilt. Man konzentriert sich auf ein belastendes Thema, das man bearbeiten möchte, und visualisiert dieses als personifizierten Dämon. Ich bin ein Mensch, der sehr gut innerlich bildert. Ich kann in meinem Geist endlose Phantasieszenarien erschaffen. Was allerdings bei dieser Übung herauskam, schlug alles, was ich bisher kannte. Es war faszinierend!

Natürlich habe ich diese Technik auch benutzt, um am Thema „Selbsthass" zu arbeiten. Dieser Dämon manifestierte sich z. B. in meinem Geist als riesiger, feuerspeiender und mit den Augen rollender Dinosaurier. Ich kann den genauen Ablauf hier nicht schildern, jedenfalls wird der Dämon im Laufe der Übung gefüttert, verändert sich dann im Bild oder verschwindet auch manchmal und ein Verbündeter erscheint. Ich denke, man könnte diese Übung auch zum Thema „Krebs" machen, was ich allerdings nicht tat, denn anderes stand zu diesem Zeitpunkt im Vordergrund.

Für Leser, die experimentierfreudig sind: Es gibt bei Youtube eine von Tsültrim Allione gesprochene Arbeitsanleitung unter dem Titel: „Chöd Meditation and ‚feeding your demon'" – auf Englisch, wie man dem Titel entnehmen kann. Ich kam aber gut damit zurecht, vor allem, nachdem ich mir Arbeitsblätter vorbereitet hatte, auf denen ich die Antworten des Dämons mitschrieb. Bei den ersten Versuchen hatte ich nämlich festgestellt, dass ich Probleme hatte, das Gesagte zu erinnern. Mein Verstand wollte mal wieder nicht wahrhaben, was das Unterbewusstsein zu sagen hatte. Jedenfalls ging es mir nach jeder Übung immer nur besser.

Das war wichtig, denn gleichzeitig lief ja immer noch der bereits beschriebene Ablösungsprozess von meiner Freundin. Zu allem Überdruss hatte ich auch noch zwei kleinere, unverschuldete Autounfälle. Einmal fuhr mir jemand vorne und einmal hinten drauf. Ich ließ mich aber nicht drausbringen. Ich hatte ein Ziel: Überwindung meines Selbsthasses, damit ich wirklich endlich ganz und gar zu mir stehen konnte und mir ein Leben voller Freude und innerer Zufriedenheit auch wirklich gönnen konnte.

Bestärkt wurde ich in meinem Gefühl, auf dem richtigen Weg zu sein, dadurch, dass in jenem Monat auch eine neue Klientin kam. Das gab mir ungeheuren Auftrieb.

Ich wurde noch gebraucht! Und vor allem: Die Arbeit lief so hervorragend, dass sie mich zutiefst erfüllte. Ich war so dankbar für diese Entwicklung, dass ich es gar nicht sagen kann.

Am 1.4.2017 schrieb ich ins Tagebuch: „Für den Moment bleibt nichts mehr so, wie es ist." Unter diese Überschrift gehört auch, dass sich ein anderes langjähriges Problem aus meinem Leben schlich: Ich fand eine neue Zahnärztin. Jahrelang hatte ich alle naslang einen Gebissbruch oder einen abgebrochenen Zahn. Frau St. stellte schon beim ersten Besuch fest, dass wahrscheinlich ein Kieferschiefstand vorlag, schickte mich zu einem MRT – und siehe da: Sie hatte recht. Über Monate hinweg wurde ich danach physiotherapeutisch behandelt, bis mein schiefer Kiefer geradegerückt war und alles wieder seine Ordnung hatte. Ich musste zwar noch viel Geduld aufbringen, aber Anfang September 2017 war alles fertig – und seitdem habe ich Ruhe. Nach jahrzehntelangem Zahnstress ist das für mich auch immer noch wie ein Wunder.

2.2.2019

Anfang Mai 2017 war das nächste CT – alles war gut! Ich war unsäglich erleichtert, denn so ganz im Geheimen hatte doch ein wenig Angst geschwelt, die Aufregungen der vergangenen Monate könnten zu viel für mein Immunsystem gewesen sein. Aber alles war in Ordnung und so konnte ich ganz entspannt am 9.5.2017 nach Schottland fliegen.

David, mein Großcousin, holte mich in Aberdeen ab, und auf dem Weg zu seinem Wohnort in Elgin konnte ich einen ersten Eindruck von den Lowlands gewinnen. Wir verbrachten eine sehr vollgepackte Woche miteinander, in der ich tagsüber mit David Schlösser, Burgen, Ruinen und Museen besuchte, so wie das Menschen, die sich für Geschichte und Archäologie interessieren, eben tun. Abends führte ich sehr gute, lange Gespräche mit Linda. Am Wochenende gingen wir dann zu dritt auf Tour, suchten die Findhorn Foundation auf und fuhren ans Meer. Es war eine sehr erfüllte Woche und wir drei verstanden uns echt blendend.

Aus heutiger Sicht bin ich unendlich froh, diese Reise gemacht zu haben, denn zu meinem Entsetzen verstarb David im November des gleichen Jahres vollkommen unerwartet nach kurzer, schwerer Krankheit. Warum ist es mir so wichtig, dagewesen zu sein? Jahrelang hatte David alle zwei Jahre seine in halb Deutschland verstreute Verwandtschaft besucht, aber ich war die Erste und Einzige, die je den Weg zu ihm nach Schottland gefunden hatte. Nun, da er tot ist, ist es mir eine große innere Beruhigung, ihm gezeigt zu haben, dass er mir wichtig war.

Nach dieser Reise wurde es in meinem Leben etwas ruhiger. Die Infusionen von Nivolumab fanden jetzt alle drei Wochen statt, was eine Erleichterung war. Daneben ging ich wie immer regelmäßig schwimmen, zum Mantra- oder Gute-Laune-Singen, machte gelegentlich einen Tagesausflug, besuchte Ausstellungen und Konzerte – führte also ein ganz normales Leben. Außerdem hatte ich ja inzwischen angefangen, diesen Bericht zu schreiben, was ich seltsamerweise nicht im Tagebuch erwähnt habe. Vielleicht aus Angst, es doch nicht zu Ende zu bringen?

Ende Juni schloss ich ein weiteres Tagebuch ab. Mit einem ganz besonderen Eintrag: einem Liebesbrief an mich selbst. Das geschah aufgrund einer Anregung durch Eckart von Hirschhausen in einer Fernsehsendung, in der er sich im Selbstversuch in einer Psychiatrie aufhält. Ich habe diesen Liebesbrief gerade eben wieder gelesen und war sehr ergriffen von dem, was ich da an mich geschrieben habe. Ich denke, das war der Moment und das Dokument, in dem ich meinen Selbsthass endgültig zu Grabe getragen habe. Wahrscheinlich sollte jeder von uns sich gelegentlich einen solchen Brief schreiben, denn wir alle kritisieren mit Vorliebe an uns herum und vergessen allzu oft, uns auch zu loben und bewusst zu lieben. Wenn man es ausprobiert, stellt man fest, dass einem doch eine ganze Menge dazu einfällt.

6.2.2019

Mitte 2017 wurde meine Mutter wieder zum Thema. Nach mehreren Krankenhausaufenthalten entschieden die Ärzte, dass sie nicht mehr alleine zu Hause bleiben konnte. Jemanden im Haus haben wollte sie nicht. Also blieb nur ein Pflegeheim übrig, was sie aber auch ablehnte. Der Pflegedienst kam natürlich dreimal am Tag, aber als sie dann in ihrer Wohnung hinfiel und stundenlang am Boden lag, weil sie sich weigerte, den Alarmknopf mit sich zu tragen, machte mein Bruder ihr klar, dass es jetzt keine andere Möglichkeit mehr als ein Pflegeheim gab.

Mit Hilfe der Sozialarbeiterin des Krankenhauses ging es dann ganz schnell und wir hatten das unvorstellbare Glück, dass uns ein Zimmer im besten Haus am Platz zugeteilt wurde – zunächst für einen Zeitraum von vier Wochen. Ich habe das alles nur aus zweiter Hand von meinem Bruder erfahren, der mich zudem schonte. Er deutete nur an, dass es zwischen ihm und unserer Mutter zu unsäglichen Auseinandersetzungen kam, nachdem sie Anfang August ins Heim gekommen war. Dabei hatte ich täglich darum gebetet, dass es dieses Haus werden würde, weil es das einzige war, von dem ich mir vorstellen konnte, dass sie damit zufrieden sein könnte.

Für mich war das natürlich auch noch mal mit einem inneren Kampf verbunden. Sie tat mir auf einer bestimmten Ebene unendlich leid. Ich wusste nur allzu gut, dass sie auf keinen Fall verstand, warum ich sie allein gelassen hatte. Denn das war ihr Gefühl: Ich hatte sie verlassen! Vollkommen unverständlicherweise! Ich aber wusste: Wollte ich gesund bleiben, durfte ich mich jetzt auf gar keinen Fall einwickeln lassen. Sie hätte ja auch die Möglichkeit gehabt, dort Kontakte zu knüpfen. Wie ich von meinem Bruder jedoch mehrfach hörte, lehnte sie alles ab. Wie immer war ihr keiner und nichts gut genug. Aber es war eine Beruhigung zu wissen, dass jemand da war, wenn sie Hilfe brauchte. Mehr konnten wir wohl nicht mehr für sie tun.

So konnte ich im September beruhigt in einen Urlaub am Capo Vaticano in Kalabrien fliegen. Zwei Wochen mit teilweise sehr stürmischem Wetter, die ganz nett, aber wenig erholsam waren. Was dazu führte, dass ich, kaum wieder zu Hause, bereits neue Urlaubspläne schmiedete, obwohl ich mir das eigentlich gar nicht leisten konnte. Ich wollte an ein Meer, das ruhig und einigermaßen warm sein sollte. Viel kosten durfte es auch nicht und so fing ich an, mich mit dem Roten Meer und Ägypten zu beschäftigen, wo die Preise momentan durch die politische Situation sehr niedrig sind. Wie immer würde ich aber erst nach dem nächsten CT buchen …

Mein innerer Prozess schritt sozusagen nebenher immer weiter voran. Ich war meinem Ziel, ein zufriedenstellendes Leben zu führen, zwar schon sehr viel nähergekommen, aber irgendwie hatte ich das Gefühl, es fehle noch etwas. Das führte dazu, dass ich einen weiteren Workshop bei Thomas Young besuchte, der den verlockenden Titel hatte: „Lebe Dein Momentum. Gestalte Dein Schicksal neu!"

Als ich zu Beginn des Workshops in die Runde der etwa 50 Teilnehmer schaute, dachte ich: Das wird nichts. Aber Pustekuchen, das war eine völlige Fehleinschätzung! Nach einer etwas längeren Einführung, während der sich die Energie im Raum bereits deutlich aufbaute, wurden mehrere Partnerübungen gemacht, die alle sehr heilsam waren. Eine hatte z. B. den Titel: „Wenn ich mich mit Gottes Augen sehen würde, dann …" Es ist erstaunlich, was einem zu diesem Satzanfang einfällt, wenn man von der Energie der Gruppe getragen wird.

Nach der Pause ging es um: „Wenn du alles tun/sein könntest, dann …" In dieser Übung tauchte mein Wunsch auf, Menschen zu führen, noch mehr meine Begabung zu zeigen, diesen Text hier erfolgreich zu Ende zu bringen, ein Haus zu besitzen und vieles mehr, das ich laut Tagebuch bereits am Tag darauf verdrängt hatte. Was ich aber wusste, war: Es fühlte sich toll an!

Sehr genau erinnere ich mich Gott sei Dank an den Abschlusssatz meiner Partnerin in der letzten Übung, bei der wir dem anderen spiegeln sollten, wo er in einem Jahr ist. Sie sagte mit ganz viel Verve: „Mach dein Ding!" Das löste in mir sowohl ein Gefühl von unsäglicher Freude als auch einen Kraftschub aus, der bis heute anhält. Ich sehe sie immer noch vor mir, wie sie einen Schritt auf mich zu macht, den Arm nach vorne stößt und dieses „Mach dein Ding!" ruft. Es ist zur Wahrheit geworden. Wenn ich zurückschaue, kam danach sehr viel in meinem Leben ins Rollen. Ich würde deshalb diesen Satz auch gerne im Geiste jedem zurufen, der diesen Text jemals liest.

Das CT Anfang Dezember war erneut sehr gut. Ich entschloss mich daraufhin, meinen Geburtstag und Weihnachten in Ägypten zu verbringen. Ich wollte so gerne mal an meinem Geburtstag die Sonne über dem Meer aufgehen sehen, und das klappte auch. Ich saß um Viertel nach sechs Uhr am Strand, sah die Sonne über dem Horizont aufsteigen und dachte über das Wunder nach, hier sitzen und dieses Schauspiel genießen zu können. Wer hätte das drei Jahre zuvor noch gedacht!

Ich hatte ein Hotel mit einem großen, quadratischen und beheizten Pool gewählt, damit ich auf jeden Fall würde schwimmen können, falls das Meer doch unruhig sein würde. Diese Entscheidung erwies sich als sinnvoll, denn an mehreren Tagen war der Steg geschlossen. Im Großen und Ganzen waren die zwölf Tage wie erhofft erholsam – bis auf den letzten Urlaubstag.

Ich konnte wie so oft schlecht schlafen und beschloss, aus der Not eine Tugend zu machen, also an den Strand zu gehen und ein letztes Mal den Sonnenaufgang zu beobachten. Auf dem Weg zum Aufzug blieb ich mit dem Schuh an einer kleinen Stufe hängen und stürzte so entsetzlich, dass ich im ersten Moment glaubte, nicht mehr aufstehen zu können. Nachdem ich einige Zeit mit dröhnendem Kopf und klopfenden Knien auf dem

Boden gelegen hatte, gelang es mir irgendwie, auf die Beine zu kommen und zu meinem Zimmer zu wanken.

Dort fiel ich aufs Bett, scannte in Gedanken meinen Körper und kam zu dem Schluss, dass nichts gebrochen war. Ich beschloss, erst einmal die Schockglobuli Arnika und Hypericum sowie Symphitum für die Knochen zu nehmen. Dann fiel mir ein, dass ich in letzter Sekunde ein paar starke Schmerztabletten in den Koffer geworfen hatte – nun wusste ich, zu welchem Zweck! Danach ging ich wie jeden Morgen meine 1 200 Meter im Pool schwimmen. Ja, es tat weh – aber danach war der Schock draußen und die Kühlung tat meinem Körper gut.

Dieser Sturz intensivierte leider ein Problem mit meinen Beinen, das sich schon seit Monaten aufbaute: Ich hatte beim Gehen ständig Schmerzen in den Unterschenkeln und in den Fußsohlen. Mein Arzt ging davon aus, dass es sich um eine Nebenwirkung von Nivolumab handelte, weswegen man nichts machen könne. Zu diesem Thema und seinen Folgen werde ich später noch schreiben, aber die Tatsache, dass ich auf beide Knie gefallen war – und das leider nicht zum ersten Mal in den letzten sechs Jahren –, machte die Situation nicht besser.

Die Prellungen im Brustbereich waren happig, und nur dank der starken Schmerztabletten schaffte ich es am kommenden Tag ganz gut zum Flughafen und nach Hause. Ich hatte noch wochenlang starke Schmerzen, aber die traten in den Hintergrund der nun folgenden Ereignisse.

Denn kaum in Frankfurt gelandet, rief noch auf dem Rollfeld mein Bruder an. Er war mit seiner Frau auf einer langersehnten Reise in Südafrika, nach dem Motto: Mutter ist ja jetzt versorgt. Diese aber hatte sich entgegen allen Ratschlägen sowohl von Seiten meines Bruders als auch von Seiten des Heimpersonals vor Weihnachten wegen ihrer leidigen Rückenschmerzen ins Krankenhaus einweisen lassen. Ich konnte mir nur vorstellen, dass es da ein Problem gab. Mein Bruder wollte, dass ich ihn sofort anrief, wenn ich zu Hause bin.

Also erst einmal nach Hause, wo ich an der Tür einen großen Zettel fand, auf dem stand: „Sie haben einen Wasserschaden. Bitte kommen Sie zu uns herunter." Ich dachte: Das glaube ich jetzt alles nicht! Ging also als Erstes zu meinen Vermietern, die mir die ganze Misere erläuterten und mir die Schuld an allem gaben, was ich hier nicht diskutieren will. Eine Trockenmaschine lief schon, weitere sollten tags darauf installiert werden.

Danach erfolgte das Telefonat mit meinem Bruder. Er hatte an dem Tag einen Anruf aus dem Krankenhaus bekommen. Es wurde ihm mitgeteilt, dass unsere Mutter ein Nierenversagen hatte und alle Medikamente abgesetzt worden seien. Man ging davon aus, dass sie nun bald sterben würde. Damit hatte nun wirklich keiner von uns gerechnet: Sie geht wegen Schmerzen ins Krankenhaus und bekommt dort ein Nierenversagen? Mehr sage ich hier besser nicht dazu, denn ich könnte eventuell ausfällig werden.

Wir beschlossen jedenfalls, dass mein Bruder und meine Schwägerin in Kapstadt bleiben sollten und ich mich telefonisch kümmere. Ich habe die Ärztin am nächsten Morgen auch sofort erreicht und ihr die Situation mit mir und meiner Mutter erklärt. Sie war sehr verständnisvoll und meinte, unsere Mutter sei bei ihnen ja gut untergebracht. Kein Kommentar hierzu. Auch nicht dazu, dass man sie drei Tage vor ihrem Tod zurück ins Heim brachte, wo das Personal vor Entsetzen außer sich war. Sie hatten eine für ihre 93 Jahre „gesunde" Frau ins Krankenhaus gehen lassen und bekamen eine Sterbende mit vollkommen offenem Rücken zurück. Sie konnten es nicht fassen.

Mein Bruder war inzwischen zurück, machte im Klinikum einen Aufstand, aber das nahm man dort sehr gelassen. Im Grunde fanden wir das alles unfassbar, waren aber auch froh, dass wir sicher waren, uns alle Mühe gegeben zu haben, sie von diesem Krankenhausaufenthalt abzuhalten.

Sie starb dann am 9.1.2018. Wir waren einfach nur erleichtert, dass es endlich vorbei war. Ich weiß, das klingt grausam, aber weder mein Bruder noch ich hatten jemals eine gute Zeit mit ihr. Ein Leben lang litt sie immer wieder unter Depressionen, alles sollte sich immer um sie drehen, Drama und Tragödie bestimmten ihren Alltag und unausgesetzt kritisierte sie uns. Wir konnten ihr so gut wie nie etwas recht machen. Wenn ich ihr sagte, dass ich nun über 60 sei und ihr Kritik an mir nicht mehr zustünde, antwortete sie, sie sei doch meine Mutter und müsse das sagen. Großartig!

Der Einzige, der gute Erinnerungen an sie hat, ist mein Neffe, der ihren Tod auch sehr betrauert hat. Zu Recht, denn ihm hat sie Seiten von sich gezeigt, die wir nie zu sehen bekommen hatten: heiter, humorvoll und liebevoll. Ich hatte meine Mutter noch nie zuvor so erlebt. Als Lucas noch klein war und ich die beiden beobachtete, dachte ich oft: „Was für ein Glück, dass du so gut durchgearbeitet bist, sonst würdest du jetzt vor Neid platzen."

Die letzten Tage vor ihrem Tod hatte ich versucht, sie auf geistigem Weg zu begleiten. Ich betete viel für sie, stellte mir immer wieder vor, dass Engel sie begleiteten. Ich wusste aber auch genau, und wurde von mehreren Menschen darin bestärkt, dass ich auf keinen Fall hingehen durfte, denn sie hätte sofort versucht, sich mit Hilfe meiner Energie ins Leben zurückzubringen. Und das wollte ich nicht, denn das war Jahre zuvor schon einmal passiert. Es war jetzt Zeit für ein Ende. Und einen Neuanfang für meinen Bruder und mich. Wir brauchten es beide dringend, endlich ohne Druck durch die immerwährende Sorge um sie leben zu dürfen. Schließlich sind wir beide auch nicht mehr die Jüngsten.

Während der ganzen Zeit ihres Sterbeprozesses liefen bis auf sechs Stunden pro Nacht drei Trockenmaschinen in der Wohnung. Das war schwer auszuhalten, machte aber auch, dass ich kaum einen klaren Gedanken fassen konnte und deswegen unfähig war, allzu viel über meine Mutter zu grübeln. Die Trockenmaschinen wurden am Tag vor der Trauerfeier ausgeschaltet – eine unsägliche Erlösung, aber auch etwas „spooky", wie eine Freundin sagte. Eine andere meinte, dass der Vorfall sowieso nur ein Eingriff des Schicksals war, der mich schützen sollte.

In den kommenden Wochen tat ich das, was ich meiner Mutter vor unserer Trennung immer wieder versprechen musste: Ich löste ihren Haushalt in ihrem Sinne auf. Dies hieß, so viel wie möglich unter die Leute zu bringen. Eine große Menge ging an zwei ehemalige Putzfrauen, die mir auch etwas beim Packen halfen. Das Rote Kreuz bekam sieben Koffer und Taschen voller Kleidung, Schuhe, Handtaschen und Gürtel. Man konnte dort gar nicht fassen, dass das alles aus einem Haushalt stammen sollte. Dabei hatte ich schon eine Menge an Bett- und Tischwäsche sowie Handtüchern anderweitig weggegeben. Bis alles irgendwie verteilt oder der Rest am Ende doch geräumt wurde, vergingen zwei Monate.

Mein Bruder kritisierte mein Handeln. Er hätte die Wohnung komplett räumen lassen. Aber ich hatte das Bedürfnis, das für meine Mutter zu tun. Dieses Versprechen immerhin war ich gesundheitlich in der Lage einzuhalten. Irgendwie brauchte ich das für meinen inneren Frieden.

Gleichzeitig lief, wie nicht zum ersten Mal in meinem Leben, eine vollkommen andere Entwicklung ab. Schon kurz vor meinem Abflug nach Ägypten hatte sich eine Klientin gemeldet, Anfang Januar kamen zwei dazu – ich hatte drei Klientinnen! Wow! Meine ganze Arbeit an mir selbst lohnte sich endlich. Ich hatte es geschafft, in Resonanz mit dem Erfolg zu treten. Der Workshop im November hatte dazu sicherlich noch einmal einen hervorragenden Anstoß gegeben, aber ich denke, es war das Resultat einer langen Entwicklung.

Ich freute mich riesig darüber. Es gab mir einen solchen Auftrieb! Auch im Hinblick auf meine Gesundheit, weil ich einfach glaube, dass diese Menschen nicht gekommen wären, wäre mein Tod vorgesehen gewesen. Für diejenigen, die sich nicht vorstellen können, warum mir diese Arbeit so wichtig ist, zur Erklärung: Wenn ich therapeutisch arbeite, geht es mir ganz ausgezeichnet. Ich verfüge über eine endlose Energie und alles ist leicht. Es ist einfach die Vollendung meiner Lebensaufgabe und deshalb bin ich dabei im Flow. Wer je im Flow gearbeitet hat, weiß, dass dann alles fließt. Aber ich habe mir auch ein Limit von vier Wochenstunden gesetzt, die ich im vergangenen Jahr meist nicht erreicht habe. Das ist gut so, denn ich brauche nach wie vor viel Zeit für mich selbst und bin natürlich auch sehr viel langsamer im Tagesablauf als früher.

9.2.2019

Durch den Tod meiner Mutter änderte sich meine finanzielle Situation grundlegend. Jahrelang hatte ich
dadurch, dass ich aus einer reduzierten Stelle heraus
in den Vorruhestand ging, sehr wenig Geld. Als ich
mit 65 Rente erhielt, wurde es ein klein wenig mehr,
aber auch hier hatte ich Einkommen sowohl durch
den Vorruhestand als auch die verringerte Stundenzahl
verloren.

Jetzt war plötzlich Geld da! Ein schon lange nicht mehr
gekannter Zustand. Nachdem ich Mutters Nachlass geordnet hatte, genehmigte ich mir daher die Erfüllung
des langgehegten Wunsches, drei Tage in Brenners Park-
Hotel zu verbringen. Im März ging es los und ich habe
jede Minute in diesem Haus genossen. Mir gefiel dort
alles: die Einrichtung, das Essen, das exzellent geschulte
Personal und nicht zu vergessen: das traumhaft schöne
Hallenbad. Ich war dort morgens die erste und nachts
die letzte Schwimmerin. Luxus pur!

Noch befriedigender wäre mein Aufenthalt in Baden-
Baden gewesen, wenn meine Beine besser mitgemacht
hätten. Am dritten Tag konnte ich nur noch unter Aufbietung meines ganzen eisernen Willens das Fabergé-
Museum besuchen. Ein Teil davon war vielleicht auf den
Sturz in Ägypten zurückzuführen, aber hauptsächlich
waren die Muskelschmerzen wohl eine mögliche Nebenwirkung des Nivolumab. Ich sah in Baden-Baden also
nicht so viel, wie ich mir gewünscht hätte. Dafür genoss

135

ich etwas mehr den Aufenthalt in meinem wunderschönen Zimmer mit Blick auf die Oos.

Im März passierte sehr viel. So fand ich bei einem einzigen Versuch mit Google ein zauberhaftes kleinen Ferienhaus am Ionischen Meer für September. Ich konnte es gar nicht fassen: ein 40-m2-Häuschen direkt an der Strandstraße in San Sostene Marina. Dort ist ab Ende August Ruhe, weil die Italiener wieder alle arbeiten, und ich freute mich riesig, diese Unterkunft für einen sehr günstigen Preis gefunden zu haben.

Ende März musste ich mich endgültig von Dr. S. verabschieden, weil er in Rente ging. Das war sehr schwer für mich. Wir waren einen langen und klippenreichen Weg zusammen gegangen. Ich konnte mir immer sicher sein, dass er auf die bestmögliche Weise für mich zu sorgen versuchte. Außerdem wusste ich, dass er ein echter Könner auf seinem Gebiet war. Aber das Wichtigste war, dass wir ähnlich tickten und hervorragend miteinander reden konnten. Seine Nachfolgerin, Dr. K., ist ebenfalls eine sehr kompetente Ärztin und ich bin sehr, sehr dankbar, dass das Schicksal mir hier wieder jemanden an die Seite gestellt hat, auf den ich mich verlassen kann.

Trotzdem war es ein Einschnitt. Ich tröstete mich damit, dass das auch ein gutes Zeichen sein könnte, denn ich hatte mir immer gesagt: Er wird so lange bleiben, wie ich ihn brauche. Beim „Übergabegespräch" teilten beide Ärzte mir mit, dass ab sofort die Infusionen alle vier Wochen stattfinden sollten. Dies auch mit der Hoffnung, meine Muskulatur zu entlasten. Was dann leider nicht klappte.

Im Mai begann ich mit physiotherapeutischen Behandlungen, die zunächst wöchentlich, dann alle vierzehn Tage stattfanden. Frau T. hat sich jedes Mal an mir abgearbeitet, denn die Verspannungen und Ablagerungen waren massiv. Am Tag danach schien sich mein Zustand gebessert zu haben, drei Tage später war alles wie gehabt. Ich begann mich damit auseinanderzusetzen, ob ich es aushalten könnte, mit den Infusionen aufzuhören. In meinen Meditationen war das fortan immer wieder Thema, aber es war klar, dass ich noch Zeit brauchte, um zu einer Entscheidung zu kommen.

12.2.2019

Im Laufe der kommenden Wochen intensivierten sich meine Muskelschmerzen. Vor allem weiteten sie sich auch noch aus. Jetzt gab es Verspannungen und damit Schmerzen am ganzen Körper. Ich brauchte unglaublich viel Disziplin, um meinen Tag bewältigen zu können. Besonders das Aufstehen nach längerem Sitzen war eine Katastrophe. Beim Yoga hatte ich nur noch Schmerzen, seltsamerweise danach aber das Gefühl, dass die Übungen meinem Körper trotzdem gutgetan hatten.

Im September flog ich mit großer Vorfreude nach Kalabrien. Das Häuschen war auch wunderbar – das Wetter leider nicht! Süditalien hatte das regenreichste Jahr seit Menschengedenken. Ich erlebte den ersten Hurrikan im Mittelmeer seit Beginn der Wetteraufzeichnungen, der das Meer tagelang zum Toben brachte. Es wurde so kalt und windig, dass ich nicht mehr auf der Terrasse sitzen konnte. Das braucht man im Süden nicht.

Nach kurzer Wetterberuhigung kam eine Gewitterfront mit Starkregen. Nie zuvor hatte ich erlebt, dass es tagelang gewittern kann. Ich konnte es nicht fassen. Auch meine letzte Fahrt zum Flughafen fand bei Starkregen statt. Ich konnte kaum die Straße sehen, saß verkrampft und voller Angst hinter dem Steuer. Noch dazu patschnass, denn bis ich den Koffer im Auto hatte, das direkt vor der Haustür stand, hatte der Regen durch die Jacke hindurch bis zur Unterwäsche alles durchdrungen. Mehr brauche ich nicht zu sagen. Am Flughafen erzählten alle ihre eigenen Horrorgeschichten und wir waren nur noch froh, nach Hause zu kommen. Schade!

Nach dem Urlaub wurden trotz ständiger physiotherapeutischer Behandlung die Schmerzen so schlimm, dass ich wusste, ich musste zu einer Entscheidung kommen. Ich setzte mich hin und schrieb alle Nebenwirkungen des Medikaments auf. Denn auch Magen und Darm waren von dem jahrelangen Bombardement durch Chemie keineswegs begeistert. Ich hatte ständig Luft im Magen, was zeitweise so auf mein Herz drückte, dass dieses wie wild schlug und ich Angst bekam. Man darf nicht vergessen, dass ich bislang die einzige Lungenkrebspatientin bin, die Nivolumab so lange ertragen hat.

Anfang November wusste ich: Es war so weit. Der Zeitpunkt für das Absetzen von Nivolumab nach drei Jahren und drei Monaten war gekommen. Ich machte mich auf einen Kampf mit Dr. K. gefasst. Zu meiner grenzenlosen Erleichterung fragte sie mich aber nur, ob ich mich entschieden hätte. Als ich das bejahte, sagte sie: „Gut. Dann hören wir jetzt auf." Ich war so froh, dass ich nicht darum kämpfen musste. Auch nahm ich die widerstandslose Akzeptanz meiner Entscheidung durch Frau Dr. K. als ein gutes Zeichen für deren Richtigkeit. Ich konnte nur hoffen, dass ich nicht in Ängste und Panik verfallen würde.

Die Ärzte sind nach wie vor nicht sicher, wie sie sich verhalten sollen. Die einen hören nach zwei Jahren auf, die anderen sagen, sie machen weiter, solange es der Patient verträgt. In zehn Jahren wird man wissen, was die richtige Vorgehensweise ist. Bis dahin werden viele von uns Versuchskaninchen im Dienste der Wissenschaft sein. Wie auch immer: Ich bin unendlich dankbar für dieses Medikament, denn es hat mein Leben gerettet.

16.2.2019

Vor zwei Tagen war das erste CT nach Absetzung von Nivolumab. Ich bin gesund! Ich bin so unendlich dankbar. Denn natürlich hat es die letzten drei Monate Momente gegeben, in denen Angst hochkommen wollte. Dann habe ich mich an Herrn Tepperweins Rat gehalten und mich auf den „positiven Ausgang" konzentriert. Das war in diesem Fall eine Szene, in der der Arzt mir mitteilt, dass alles in Ordnung ist. Ich habe das nun schon mehrfach ausprobiert und kann es nur weiterempfehlen.

Die Nebenwirkungen sind bislang nur begrenzt zurückgegangen. Leider. Aber ich habe angefangen besser zu schlafen und mein Magen hat sich etwas beruhigt. Wie lange meine Muskulatur noch braucht, um die Einlagerungen loszuwerden, weiß niemand zu sagen. Fasten wurde mir vorgeschlagen, aber das ist nicht meins. Lieber gehe ich noch mehr schwimmen, sobald es wärmer wird, und immer wieder mal kurz auf mein Trampolin, das den Atem sowieso am besten trainiert.

Jetzt liegt noch die allerletzte Etappe vor Erreichen des Endziels meines inneren Prozesses vor mir, denn „es droht gut zu werden!", wie einer meiner Ausbilder sagte. Als ich diesen Satz zum ersten Mal hörte, dachte ich: „Was ist denn das für ein Quatsch." Inzwischen habe ich gelernt, dass er leider eine Wahrheit beschreibt. Die meisten von uns haben viel darüber gelernt, mit Schwierigkeiten umzugehen – aber mit guten Zeiten? Eher weniger.

Auch hierfür, ähnlich wie bei der eigenen Größe, braucht es eine innere Erlaubnis. Man muss ein Gefühl dafür bekommen, dass man es verdient hat, ein glückliches und erfülltes Leben zu führen. Und dem Ego kräftig eins auf die Schnauze geben. Denn das Ego findet tatsächlich immer etwas zum Kritisieren oder Beklagen. Darin hat es Übung. Das kann es am besten und daher muss es zum Schweigen gebracht werden.

Tatsächlich erlebe ich gerade die absolut beste Zeit meines Lebens. Trotz der noch vorhandenen Schmerzen. Endlich ist Ruhe eingekehrt. Kein Druck mehr durch die immerwährende Sorge um meine Mutter. Mit Gottes Hilfe werde ich gesund bleiben dürfen. Finanzielle Sorgen haben ausgedient. Ich bin endlich bei dem Gefühl angelangt, dass ich meine Sache gut gemacht habe, nein, hervorragend, und es mir aus diesem Grund zusteht, ein schönes Leben zu führen. Das kann ich mir jetzt gönnen, weil ich aus ganzem Herzen sagen kann: „Das habe ich verdient."

Es war ein langer Weg mit viel Kampf, aber ich bin als Siegerin daraus hervorgegangen. Was auch immer jetzt noch kommt: Es wird zu meinem Besten sein. Jedenfalls werde ich mich weiterhin darin üben, damit in Resonanz zu bleiben. Ich wünsche allen meinen Lesern, dass sie das irgendwann von sich selbst ebenfalls sagen können.

17.2.2019

Heute habe ich mir vorgenommen, noch einmal meine wichtigsten Erkenntnisse, die ich während der Bewältigung meiner Krankheit gewonnen habe, zusammenzufassen.

Es war gut zu versuchen, in Gefühlen und Gedanken immer bei mir zu bleiben, egal was der Rest der Welt dazu sagte oder dachte.

Meine Meditationen sind mir existentiell wichtig geworden. Der vollständige Rückzug in mich selbst bei gleichzeitigem intensivem Atmen entspannt sowohl meinen Geist als auch meinen Körper. Oft kommen mir dabei Gedankenblitze oder eine meiner inneren Figuren erklärt mir etwas, das erhellend ist. Egal was passiert: Immer ist es auf seine Weise gut und aufbauend.

Trotz der Bedrohung durch den Krebs habe ich unverwandt an meinem Vertrauen in Gott weitergearbeitet. Ich habe das im Text ansatzweise geschildert. Mehr wollte ich dazu nicht sagen, weil ich denke, dass jeder seinen eigenen „Gott" finden muss, der auch in der Natur sein kann oder aus einer völlig anderen Glaubenswelt stammen kann. Ich denke, dass das vollkommen egal ist, solange man ein Gefühl dafür bekommen kann, dass man auf diese Kraft vertrauen kann, daran glauben kann, dass sie zur Unterstützung herbeieilen wird, wenn Hilfe gebraucht wird. Dann „trägt" dieser Glaube bis zu einem gewissen Grad durch die Krebserkrankung.

Immer vorausgesetzt, dass man sich vom Bild des strafenden Gottes verabschiedet hat.

Dazu gehört auch: um Hilfe bitten. Dies hat mir in unzähligen Situationen geholfen, wenn ich nicht mehr weiterwusste. Um Hilfe bitten bedeutet, sich dafür zu öffnen, dass etwas eintreten kann, dass die bestehende Situation sich ändert, ohne dass man selbst die Lösung kennen muss. Das kann auf vielfältige Weisen geschehen: Jemand ruft an und gibt einen Hinweis, oder beim Zappen kommt man an eine Fernsehsendung, die eine Anregung beinhaltet. Es kann ein Buch sein, das einem geschenkt wird, oder ein Gespräch mit der Nachbarin. Wichtig ist, dass man achtsam ist und bewusst wahrnimmt, was passiert.

Je länger ich meinen Weg durch meine Erkrankung gegangen bin, desto mehr Achtung habe ich vor mir selbst bekommen. Tenor: Das soll mit erst einmal einer nachmachen! Mich wichtig zu nehmen, ohne egoistisch oder egozentrisch zu werden, war das Ziel und ich denke, ich habe es erreicht. Dazu gehörte auch, dies alles aufzuschreiben. Die konzentrierte Zusammenfassung der Ereignisse von gut sechs Jahren hat mir lebhaft vor die eigenen Augen geführt, dass ich den Stein nicht nur den Berg hinaufgerollt habe, sondern ihn dort oben auch behauen und so verankert habe, dass er als Aussichtsplattform dienen kann.

Dankbarkeit mir selbst gegenüber und allem und jedem, das oder der um mich ist. Dies ganz besonders in Gedanken im Großen wie im Kleinen. Nachdem ich erst einmal mein Augenmerk darauf gerichtet hatte, fand ich immer Anlässe zum Dankbarsein, sei es für ein niedliches Rotkehlchen, das morgens auf der Balkonbrüstung sitzt, oder für das große Geschenk von Nivolumab. In Resonanz mit Dankbarkeit zu sein, heißt weitere unterstützende Ereignisse ins eigene Leben einzuladen.

Sportliche Betätigung ist essentiell wichtig für mich geworden. Ohne mein Schwimmen weiß ich nicht, wie ich über die Runden gekommen wäre. Im Wasser bin ich um so vieles leichter, kann mich fließender bewegen und meine oft sehr überstrapazierten Nerven kommen zur Ruhe. Auch das Hatha-Yoga war wichtig, aber das begleitet mich sowieso schon seit 48 Jahren. Wenn erst einmal meine Beine wieder in besserem Zustand sind, hoffe ich auch wieder mehr auf meinem Trampolin trainieren zu können. Statistisch gesehen weiß man übrigens, dass Sport treibende Krebskranke höhere Überlebenschancen haben als Sportmuffel.

Der wichtigste Satz im Verlaufe meine Krankheit war: „Ich habe ein Anrecht auf Wunder." Ich bin der festen Überzeugung, dass Wunder erst geschehen, wenn wir in Betracht ziehen, ihrer würdig zu sein. Denn auch für ein Wunder muss man sich erst öffnen – sonst kann es nicht geschehen. Meine derzeit hilfreichste Affirmation ist: „Ich bin jetzt bereit, völlig neue wunderbare Erfahrungen zu machen."

Krebs verändert einen Menschen. Man kann versuchen, alles über den Kopf zu regeln. Oder aber sich für seine

Gefühle zu öffnen. Ich habe mich für diese Variante entschieden, auch wenn das Zulassen meines Schmerzes, meiner Angst und Verzweiflung manchmal kaum auszuhalten waren. Die Entscheidung für diese Vorgehensweise fußte zu einem guten Teil auf der wiederholten Erfahrung, dass ich Menschen erlebte, die mir energetisch total dicht vorkamen und von denen ich dann nicht allzu lange später erfuhr, dass sie an Krebs verstorben sind.

Die eigene Auseinandersetzung mit der Krankheit und deren Resultaten kann dazu führen, dass man sich von Menschen trennen muss. Das ist niemandes Schuld. Wir alle versuchen das Beste aus unserem Leben zu machen und nicht immer biegen wir an den entscheidenden Kreuzungen in die gleiche Richtung ab wie die Freunde, die uns viele Jahre begleiteten. Hier ist Loslassen in Dankbarkeit angesagt.

Ich habe meinen Krebs vom ersten Moment an als Lehrmeister gesehen. Habe danach gesucht, was er mir sagen will. Ich war mir sicher, dass ich nicht krank geworden wäre, hätte ich nicht an einer bestimmten Stelle meines Lebens eine falsche Entscheidung getroffen. Für mich war das der einzig gangbare Lösungsweg. Jetzt habe ich das Gefühl, den Lehrplan meiner Seele erfüllt zu haben. Die Achtsamkeit mit mir selbst wird bis zum Ende dieses Lebens immer an erster Stelle stehen, denn ich bin jetzt meine eigene Nummer 1.

18.2.2019

Last but not least:

Wer bis hierhin gelesen hat, könnte vielleicht denken, dass ich ziemlich alleine auf der Welt bin. Deshalb muss zum Schluss klargestellt werden, dass dem nicht so ist. Abgesehen von den wenigen im Text erwähnten Telefonaten gab es unzählige Gespräche mit meinem ganzen Freundeskreis, die hier nur deshalb in den Hintergrund getreten sind, weil es mir darum ging, meinen eigenen psychischen Prozess darzustellen.

Fest steht aber: Ohne diese manchmal täglich stattfindenden Telefonate oder Gespräche bei Besuchen wäre ich nicht durch meine Krebserkrankung gekommen. Ich bin meinem kleinen Freundeskreis aus tiefster Seele dankbar für seine Unterstützung, Mut machende Worte, Geduld, Durchhalten auch in der Verzweiflung und den Glauben aller an mich, dass ich mein Möglichstes tue, um zu überleben. Um jede Wertung zu vermeiden und weil jeder auf seine Weise sein Bestes gegeben hat, zähle ich euch hier in alphabetischer Reihenfolge auf: Claudia, Gerlinde, Hanno, Irene, Irmtraud, Luisa, Rada und Renate. Ich werde euch für den Rest dieses Lebens in meinem Herzen tragen.

Ebenfalls unermesslich dankbar bin ich meinem Bruder Hans-Martin, der zu mir gestanden hat und zusammen mit meiner Schwägerin Tina die vielfältigen Aufgaben übernommen hat, die in Zusammenhang mit meiner

Mutter standen. Wenn beide nicht sofort bereit gewesen wären einzuspringen, weiß ich nicht, wie es hätte gehen sollen. Ebenfalls bin ich dir, Hans-Martin, für die Finanzierung meiner Reisen in den letzten Jahren sehr dankbar, die mir jedes Mal so einen großen Auftrieb gegeben haben. Nicht zu vergessen das Geschenk einer paradiesischen Matratze, die die mit weitem Abstand beste Schlafunterlage meines Lebens ist. Danke auch dafür.

Weiterhin sehr dankbar bin ich allen in diesem Bericht genannten Ärzten, Therapeuten und – nicht zu vergessen – ihren Teams. Besonders die Sprechstundenhilfen bei Herrn Dr. S. haben mich all die Jahre immer liebevoll begleitet und teilweise einen sehr persönlichen Anteil an meinem Heilungsweg genommen. Das ist heute nicht mehr selbstverständlich und deshalb auch dafür: danke!

Nachwort meiner lieben
Hanel

Welch ein Weg! Wer hätte das
gedacht. Drei Leben in Einem.
Welch ungeheuren Mut Du hast
aufbringen müssen. Ich bewundere Dich grenzenlos für
Deine Ausdauer, Deine Disziplin und Deinen Kampfgeist.
Aber auch für Deine Wendigkeit.
Denn wenn es nicht mehr weiter
zugehen schien, hast Du
immer irgendwo eine kleine
Pforte gefunden, die Du öffnen
konntest und hinter der es
dann eben weiterging.
Bleib weiterhin bei Dir.
Denn Du hast jetzt gelernt!

Nur Du kennst Deinen Seelen-
plan und deren Ziele.
Ich helfe hier Dich, dass
das, was Du hier aufgeschrieben
hast, in die Hände vieler
Menschen gelangt und zu
deren Nutzen ist.
Möge Segen auf dieser
Arbeit liegen.
Und Segen auch auf den
Rest Deines Lebens. Wie auch
immer es sich weiter ent-
falten mag.
Gott sei mit Dir!

Nachwort meiner linken Hand

Welch ein Weg! Wer hätte das gedacht. Drei Leben in einem! Welch ungeheuren Mut du hast aufbringen müssen. Ich bewundere dich grenzenlos für deine Ausdauer, deine Disziplin und deinen Kampfgeist. Aber auch für deine Neugier. Denn wenn es nicht mehr weiterzugehen schien, hast du immer irgendwo eine kleine Pforte gefunden, die du öffnen konntest und hinter der es dann eben weiterging.

Bleibe weiterhin bei dir. Denn du hast jetzt gelernt: Nur du kennst deinen Seelenpfad und dessen Ziele.

Ich hoffe für dich, dass das, was du hier aufgeschrieben hast, in die Hände vieler Menschen gelangt und zu deren Nutzen ist.
Möge Segen auf dieser Arbeit liegen.

Und Segen auch auf dem Rest deines Lebens. Wie auch immer es sich weiter entfalten mag.

Gott sei mit dir!